PASCAL PUJOL

Avec la collaboration de Benjamin Peylet

DÉPASSER LA CHIMIO

PRÉFACE DE LUC FERRY

humenSciences

Prolongez l'expérience avec la newsletter de Cogito sur www.humensciences.com

ISBN : 978-2-3793-1482-7

Dépôt légal : octobre 2022

170 bis, boulevard du Montparnasse, 75014 Paris
Tél. : 01 55 42 84 00
www.humensciences.com

SOMMAIRE

À mon père Henri
et à mon frère Jean-Louis,
tous deux cancérologues.
Je finis par me demander
si c'est vraiment
un hasard…

PRÉFACE DE LUC FERRY

Pascal Pujol est non seulement l'auteur de plus de deux cents publications scientifiques de portée internationale, mais aussi celui de nombreux ouvrages à destination de cette partie du grand public qui a compris que pour être un citoyen éclairé, on ne pouvait pas se permettre de tout ignorer des évolutions de la science. Il est en particulier l'auteur d'une remarquable introduction à la biologie génétique (*Voulez-vous savoir ? Ce que nos gènes disent de notre santé*, chez humenScience, 2019). Il est professeur des universités et praticien hospitalier à l'université de Montpellier et président de la Société française de médecine prédictive et personnalisée. Si j'ai accepté d'écrire la préface de son livre, comme je l'ai fait pour mon ami Jean-Marc Lemaitre pour son ouvrage intitulé *Guérir la vieillesse* (chez le même éditeur, 2021), alors que par principe je n'écris jamais de préface, c'est parce qu'il s'agit d'ouvrages qui ne sont pas seulement théoriques, qui n'aident pas seulement à penser (ce qu'ils font aussi, et c'est déjà beaucoup), mais qui peuvent aussi aider à vivre, à penser sa vie et vivre sa pensée. Ils nous donnent des leçons de science et de connaissance, certes, mais aussi de sagesse et d'humanité.

En l'occurrence, cette maladie qu'est le cancer, un mot autrefois terrifiant quand le médecin vous l'annonçait, mais qui l'est infiniment moins aujourd'hui en raison des progrès accomplis au cours des toutes dernières années, touche directement ou indirectement tout le monde. Directement parce que, comme l'écrit David Khayat, l'ancien patron de l'Institut national du cancer, « cette maladie touche un homme sur deux et une femme sur trois dans notre pays, le nombre de nouveaux cas doublant tous les vingt ans dans le monde » ; indirectement parce que nous avons tous un jour ou l'autre un proche, un parent, un ami ou à tout le moins une connaissance qui se retrouvent atteints. Jusqu'à une date récente, c'était la catastrophe, ça ne l'est plus aujourd'hui, et c'est ce qu'explique admirablement, en termes précis mais limpides y compris par les non-spécialistes, le livre de Pascal Pujol.

Bien entendu, on y trouvera de précieux conseils de vie et de thérapie portant sur chaque type de cancer – car, comme il y insiste à plusieurs reprises dans son livre, il n'y a pas « un » cancer, mais « des » cancers très différents les uns des autres, tant en termes d'étiologie que de pronostic et de thérapeutique. Mais c'est sans doute sur ce dernier point, je veux dire sur les différents types de thérapies, que le livre de Pascal Pujol est le plus éclairant. Évitons le malentendu auquel pourrait prêter une lecture trop hâtive de son titre. Comme Pascal Pujol ne cesse de le rappeler, il ne s'agit surtout pas de jeter la chimiothérapie au rebut. Elle est dans de nombreux cas tout simplement vitale. Il en donne d'ailleurs plusieurs exemples, en particulier celui d'un de ses proches amis, comme lui oncologue, frappé par un cancer, qui fut sauvé, guéri une fois pour toutes, grâce à la chimio. Il montre aussi comment les chimiothérapies se sont affinées, transformées et profondément améliorées au cours des dernières années. Reste, et c'est au fond tout l'objet de ce livre – et il faut rappeler qu'il est écrit par un homme qui est tout autant à la pointe de la recherche en génétique qu'un praticien hospitalier qui reçoit et soigne à longueur de journée –, que les effets secondaires des chimiothérapies sont parfois très pénibles (perte des cheveux, fatigue intense, vomissements, etc.) et qu'une connaissance – la signature génomique – de la cellule cancéreuse (autrement dit une analyse de son ADN) pourrait permettre de savoir s'il faut prescrire ou non ce type de soin.

Car le problème majeur de la chimio est qu'elle s'apparente à un bombardement aveugle, elle ne choisit pas ses cibles, elle agit sans discernement sur toutes les cellules du corps humain, qu'il s'agisse de cellules saines ou de cellules cancéreuses. Et comme ces dernières ne cessent de proliférer de manière anarchique et anormalement rapide sans que le système immunitaire les reconnaisse et puisse les détruire, la chimio compte tout simplement sur cette prolifération anormale pour les attaquer plus durement que les cellules saines. C'est parfois formidablement efficace, mais pas toujours hélas et de toute façon porteur d'effets pervers pénibles. Certes, il existe aujourd'hui des chimiothérapies mieux ciblées, voire des « immuno-chimiothérapies » dont Pascal Pujol nous explique les mécanismes et les progrès attendus, mais la lecture de l'ADN de la cellule cancéreuse permettrait non seulement de s'en passer dans certains cas, mais elle permettrait aussi, en connaissant mieux les points faibles de cet adversaire qui en a fort peu, de prévoir les récidives possibles, de mieux connaître son agressivité et surtout de l'attaquer par des thérapies nouvelles, les thérapies personnalisées et ciblées, et les toutes nouvelles immunothérapies.

Les pages que Pascal Pujol consacre à ces deux types de thérapies sont lumineuses et les progrès inimaginables il y a peu encore qui en résultent sont remarquables : malgré les aspects évidemment angoissants qui s'associent toujours à cette maladie, la lecture des explications données par notre auteur est tout simplement passionnante. On y comprend que si la cellule cancéreuse est une espèce d'alien d'une intelligence diabolique, les stratégies inventées par les chercheurs praticiens d'aujourd'hui sont plus intelligentes encore et pour tout dire à proprement parler géniales. La manière, notamment, dont on parvient dans les immunothérapies à programmer les lymphocytes, ces petits soldats de notre système immunitaire, pour qu'ils déjouent les stratégies de dissimulation des cellules cancéreuses afin de les reconnaître et de les détruire sans porter atteinte aux cellules saines, est en effet géniale. Même chose pour la stratégie qui consiste dans certains cancers du sein à inhiber les voies de réparation des cellules cancéreuses (la voie « Parp » quand elle reste pour elle le seul et dernier moyen de se réparer) afin qu'accumulant des défauts, elle finisse par être obligée de se détruire elle-même en se suicidant (par « apoptose »).

Les progrès accomplis par ces traitements révolutionnaires, non du cancer, mais des cancers, sont dans certains cas extraordinaires. Il n'y a au fond que deux limites à leur développement. D'abord, il faut reconnaître que tous les cancers ne sont pas encore traitables par ces nouvelles thérapies, ensuite que les analyses génétiques qui permettraient de connaître leur signature génomique ne sont pas encore toutes remboursées et que les traitements qu'elles autoriseraient sont de toute façon fort coûteux. Comme dit l'adage, « la santé n'a pas de prix, mais elle a un coût » et c'est aussi cet aspect économique que le livre de Pascal Pujol prend à bras le corps avec objectivité, sans démagogie aucune, mais en allant malgré tout au fond du problème. Bref, que l'on soit ou non concerné directement par le sujet que traite ce livre, je puis garantir à son lecteur qu'il y apprendra mille choses aussi précieuses sur le plan théorique que dans leurs applications pratiques.

POURQUOI CE LIVRE ?

Parler du cancer aujourd'hui, c'est forcément parler de chimiothérapie. Prescrite à plus de 300 000 Français tous les ans[1], la chimiothérapie est souvent indispensable, mais elle est dans bien des cas insuffisamment efficace et toujours trop toxique. Heureusement, on sait désormais en atténuer les effets secondaires et de nouveaux traitements voient le jour.

Prenant en charge des patients atteints de cancer depuis plus de trente ans, je n'ai pas écrit ici un réquisitoire contre la chimiothérapie, cela n'aurait aucun sens du point de vue médical. J'en rappellerai d'ailleurs l'histoire, qui a le mérite d'éclairer son mode de fonctionnement, et ses succès indéniables et parfois spectaculaires. Mais il est aussi de mon devoir de médecin d'en préciser les limites. Les taux de guérison obtenus dans beaucoup de cancers ne sont pas satisfaisants. Nous devons utiliser de nouvelles cibles thérapeutiques, des méthodes de traitement plus innovantes et des outils prédictifs qui permettent de trouver les meilleures réponses thérapeutiques au cas par cas, pour aller vers une médecine de précision. Il faut également améliorer les politiques de prévention et de dépistage, véritables clés de la lutte contre le cancer. Un cancer n'est jamais mieux traité, et moins agressivement, que lorsqu'il est pris en charge tôt.

Aujourd'hui, la chimiothérapie guérit moins de 10 % des cancers. Dans ces cas-là, il s'agit alors d'un véritable traitement curatif. Le plus souvent, elle est un adjuvant, administré en complément à la chirurgie afin d'éviter la récidive. C'est le cas pour la plupart des cancers du sein, du côlon ou du poumon qui représentent plus de la moitié des chimiothérapies pratiquées en France[2]. Là encore, c'est moins de 10 % des patients qui en bénéficient (ceux chez qui une récidive est réellement évitée). Si le mal est trop avancé, la chimiothérapie est alors seulement palliative. Elle n'aboutira le plus fréquemment qu'à une rémission temporaire avant l'échappement des cellules cancéreuses et une nouvelle progression de la maladie, qui à son tour justifiera une nouvelle ligne thérapeutique… Qu'elle soit curative, adjuvante ou palliative, la chimiothérapie représente chaque année plus de 3 millions d'hospitalisations en France, un chiffre en constante augmentation[3]. Pourtant, elle fait partie des traitements les plus lourds et les plus toxiques que nous prescrivons. Qu'est-ce qui explique alors son omniprésence ? Est-elle encore nécessaire ? Quelles sont les options crédibles ? Autant de questions auxquelles ce livre souhaite répondre. D'importants progrès ont été réalisés ces dernières années : immunothérapies, nanoparticules, thérapies ciblées, anticorps conjugués, thérapies cellulaires et d'autres encore. Ces nouveaux traitements efficaces contre le cancer peuvent être associés à la chimiothérapie, mais ils viennent aussi la remplacer dans certains cas .

Quand la chimiothérapie s'impose tout de même comme le meilleur traitement, il existe des moyens pour la gérer efficacement et plus sereinement. Ce livre apporte donc des conseils concrets pour mieux vivre sa chimio.

À partir de mon expérience de médecin et de témoignages de patients, je veux montrer ici comment nous pouvons aujourd'hui dépasser la chimio !

PARTIE I

LA CHIMIOTHÉRAPIE D'HIER ET CELLE D'AUJOURD'HUI

1

BOMBARDEMENT CHIMIQUE

Le 2 décembre 1943, près de deux ans après Pearl Harbor, une centaine de bombardiers Junkers Ju 88 de la Luftwaffe, l'armée de l'air allemande, survolent le port de Bari, en Italie, occupé par les forces britanniques depuis le mois de septembre. L'objectif de l'attaque est de couper ce point de ravitaillement qui alimente les armées alliées, alors en pleine invasion de l'Italie continentale. De nombreux navires cargo y sont ancrés. Vingt-huit sont coulés. Leurs épaves bloqueront le port pendant trois semaines. Parmi elles, celle du *SS John Harvey*. Celle qui nous intéresse.

Le *SS John Harvey* est un cargo de classe Liberty, des vaisseaux américains produits en grande série à partir de modules préfabriqués. Près de 3 000 d'entre eux sillonnent les mers durant le deuxième conflit mondial, si bien qu'on pourrait croire au premier abord que le *SS John Harvey* n'a rien de particulier. C'est sans doute ce que les

Allemands croient, car la particularité de ce navire est un secret militaire extrêmement sensible et bien caché : le 18 novembre 1943, il est parti du port d'Oran, en Algérie, avec à son bord une cargaison de 2 000 bombes M47. Du gaz moutarde.

Quand la bombe allemande percute le *SS John Harvey*, une explosion colossale se produit. Du sulfure de 2,2'-dichlorodiéthyle liquide (dénomination chimique exacte du gaz moutarde) se répand dans les eaux du port tandis qu'un nuage de gaz s'élève parmi les vapeurs d'explosion et parcourt la ville. Comme tout l'équipage meurt sur le coup ou au cours du naufrage, les secours mettent quelque temps à identifier le danger, jusqu'à ce qu'un fragment de bombe M47 soit retrouvé parmi les débris. Entre-temps, de nombreux marins se sont jetés dans les eaux du port contaminées. Le nuage, quant à lui, est inspiré un peu partout.

L'attaque provoque la mort de plus de 1 000 civils et 1 000 militaires. Mais le bilan n'est pas complet. Dans les jours qui suivent, 628 des militaires hospitalisés présentent des symptômes d'exposition au gaz moutarde, dont 83 meurent rapidement. Le docteur Stewart Francis Alexander finit par identifier le problème. Il découvre avec surprise une quantité de cellules sanguines très inférieure aux seuils habituels chez les malades. Autrement dit, le gaz moutarde provoque pour ses victimes une « aplasie ».

Ce n'est pas tout à fait une première. Dès 1919, à la suite des premières utilisations militaires du gaz moutarde, les docteurs et époux Helen et Edward Krumbhaar, tous deux pathologistes, avaient conjointement publié un article[1] sur des « leucopénies » extrêmes (chute du nombre de globules blancs, les cellules sanguines chargées de combattre les infections) constatées après une exposition à ce dangereux produit chimique. Le bombardement de Bari est cependant une pierre de plus apportée à l'édifice, qui vient nourrir les réflexions de deux pharmacologues de la Yale School of Medicine, Louis S. Goodman et Alfred Gilman. Après des essais sur des souris, Goodman et Gilman viennent tout juste de tester un traitement expérimental à base d'un dérivé du gaz moutarde, la chlorméthine, pour un patient atteint d'un lymphome, avec un résultat encourageant. Les nombreuses données d'Alexander viennent enrichir l'hypothèse et confirmer l'une de leurs intuitions centrales : si ces molécules provoquent l'aplasie, c'est qu'elles empêchent la prolifération des cellules sanguines. Or, qu'est-ce qu'une tumeur, sinon une prolifération incontrôlée de cellules ?

Toutes les cellules de notre organisme se divisent pour renouveler nos tissus selon un rythme qui leur est propre, afin de garantir l'homéostasie de l'organisme, autrement dit, sa stabilité. Seulement parfois, les mécanismes qui régulent ce renouvellement s'enrayent dans une cellule. Hors de contrôle, elle se divise à l'infini. Cette prolifération anarchique aboutit à une tumeur : une masse de cellules cancéreuses qui met l'organisme en danger puisque sa croissance ne connaît aucune limite.

Agir sur le mécanisme de division paraît sensé puisque c'est la racine du mal. Si l'on pouvait, en administrant un traitement spécifique, bloquer la division des cellules cancéreuses, la tumeur finirait par se résorber et le patient serait guéri. Dans ce rôle, une moutarde azotée pourrait fonctionner, au moins en partie.

Le premier patient de Goodman et Gilman, après quelques semaines encourageantes au cours desquelles le lymphome s'était résorbé, a connu un retour de la maladie. Une nouvelle administration de la molécule ne l'a pas sauvé. Pire : il en est mort. Tel le gaz moutarde qui avait révélé le bénéfice de l'usage de chlorméthine, la molécule ne s'était pas contentée de détruire les cellules cancéreuses, elle s'était attaquée à la moelle osseuse où les cellules sanguines sont produites et avait ainsi provoqué une aplasie mortelle, comme chez les soldats du port de Bari.

La chimiothérapie est ainsi née sous les bombardements. Ce n'est peut-être pas un hasard car, pour filer la métaphore guerrière, elle est l'équivalent thérapeutique d'un bombardement contre le cancer. Peu ciblées, peu spécifiques, susceptibles de tout détruire en cas de dosages trop importants, les molécules concernées ne font pas dans le détail. Elles ne s'attaquent pas aux cellules cancéreuses mais au mécanisme de division cellulaire et affectent donc toutes les cellules du corps qui se divisent beaucoup ; l'astuce étant que la cellule cancéreuse est tout simplement celle qui se divise le plus, ce qui la rend très sensible à ces petites bombes chimiques. Mais après les cellules cancéreuses, au deuxième rang des cellules à division rapide, se trouvent les cellules du sang, celles du tube digestif ou encore celles des cheveux. Telle est l'origine de ces importants effets secondaires de la chimiothérapie, bien connus et redoutés de tous. La destruction des cellules du sang est par exemple responsable de la sensibilité aux infections (par la chute des globules blancs), de l'anémie (par la chute des globules rouges) et des risques d'hémorragies (par la chute des plaquettes).

À partir de ces travaux fondateurs, les recherches se sont donc concentrées sur des molécules de moins en moins toxiques. Le programme de guerre chimique sur lequel travaillaient nos chercheurs ayant été arrêté, le laboratoire a été reconverti en un centre de traitement des cancers qui va devenir, en 1948, l'institut Sloan-Kettering (du nom de deux philanthropes américains). C'est aujourd'hui encore un des hauts lieux de la recherche contre le cancer dans le monde. Petit à petit, des dérivés moins toxiques du gaz moutarde ont été découverts et c'est ainsi qu'est née la première famille de médicaments de chimiothérapie anticancéreuse, les « moutardes azotées ». Ces médicaments, tels que le thiotépa, le chlorambucil ou le cyclophosphamide, sont toujours utilisés de nos jours.

Au même moment, un autre chercheur de l'université Harvard, Sydney Farber, s'est aperçu que les composés de vitamines qu'on faisait absorber à de jeunes patients atteints de leucémies, bien loin de les aider, diminuaient en réalité leurs chances de survie[2]. La coupable était la vitamine B9, ou acide folique, une molécule indispensable à la synthèse de l'ADN, qui facilite et accélère la division des cellules… et donc celle des cellules cancéreuses tout particulièrement. Farber a proposé à partir de ce constat de concevoir des molécules « antifoliques », qui bloqueraient l'action de cette vitamine. Le premier composé de ce genre auquel la recherche a abouti, appelé « méthotrexate », est lui aussi toujours utilisé.

Un peu plus tard, en 1965, Barnett Rosenberg, professeur de chimie à l'université du Michigan, travaillait sur les propriétés du courant électrique pour stopper la croissance des populations de bactéries. Il a observé que leur division était inhibée lorsque le milieu de culture contenait du chlorure d'ammonium soumis à un courant électrique. Se rappelant Pasteur et sa découverte des antibiotiques par la présence de moisissures qui bloquaient le développement des colonies de bactéries en sécrétant une substance toxique (la cyclosporine), Rosenberg s'est demandé si des composés chimiques produits par transformation du chlorure d'ammonium sous l'effet de l'électricité ne pouvaient pas être responsables de cette inhibition. Ce n'était pas le cas, ou pas tout à fait : c'était plus compliqué que ça. Le courant était produit par deux électrodes de platine, et le composé inhibant était le cisplatine issu d'une réaction entre le platine des électrodes, le chlore et l'ammoniac du chlorure d'ammonium. Or, si ce composé était capable d'inhiber la croissance cellulaire des bactéries, qui se répliquent très vite, il pouvait aussi agir sur des cellules cancéreuses.

Rosenberg l'a donc rapidement testé sur des souris leucémiques, avec succès. Puis, en 1972, le cisplatine a été testé sur les cancers du testicule. Le succès a été prodigieux.

J'ai un ami depuis 30 ans. Un ponte de la cancérologie, référent national pour tout ce qui touche au cancer du sein. Estimé, respecté, aimé de tous ses pairs et de tous ses patients. Car au-delà de sa renommée scientifique, ses qualités humaines sont hors norme : élégant, cultivé, drôle, charismatique. Nous partageons une fervente passion pour notre métier, mais ce n'est pas la seule source de notre amitié, il faut aussi chercher dans une certaine philosophie de la vie, épicurienne et joyeuse, sûrement parce que nous avons à en mesurer quotidiennement l'incroyable fragilité. Les plaisirs simples : une bonne table, un bon vin, un certain sens de la fête. En trente ans d'amitié et de compagnonnage, lui et moi avons beaucoup travaillé ensemble, mais aussi partagé tellement de bons moments.

Un jour, mon ami présenta des douleurs au ventre et un peu de sang dans les urines, qui le poussèrent à réaliser des examens plus approfondis dans le célèbre centre de cancérologie où il exerçait. Les résultats tombèrent, sans appel. Il présentait un cancer étendu de l'abdomen avec extension vers le rein, responsable des saignements. Difficile de se voiler la face sur le pronostic à court terme, qui allait de sombre à noir. L'éminent cancérologue paraissait atteint d'un cancer très grave, un vicieux clin d'œil du destin, moins rare qu'on ne le croit. Amis proches et collègues préoccupés volèrent à son chevet, le cœur serré.

Il fut opéré en urgence et perdit un rein dans la bataille. La masse tumorale avait été réduite, sans pouvoir être extirpée. Les nodules étaient trop nombreux, ou trop mal placés. Cela rendait d'autant plus importante l'identification de ce qu'on appelle le « cancer primitif », autrement dit l'origine précise de la maladie, son organe de naissance.

C'est une de nos amies qui s'est chargée de ce travail, internationalement reconnue comme spécialiste en anatomopathologie, cette discipline qui consiste en l'examen microscopique des pièces opératoires.

Alors même qu'il ne présentait aucun signe clinique à ce niveau, les examens révélèrent que les cellules cancéreuses avaient toutes les spécificités de celles des testicules. Le coup de fil au cours duquel j'ai appris cette nouvelle fut un immense soulagement. Cela peut paraître curieux. Qu'y avait-il de si rassurant ? Un fait très simple, qui tient en un mot cette fois connu de tous : chimiothérapie. Le cancer du testicule se soigne et se guérit par la chimiothérapie.

Mon ami a donc suivi ce traitement bien connu, tant redouté, celui-là même qu'il a prescrit des milliers de fois. Il y a très bien réagi, son cancer, lui, beaucoup moins. C'est ce qu'on appelle une réponse complète. Aujourd'hui, plusieurs années après, il est en pleine forme, considéré comme guéri. Il continue à soigner ses malades et nous continuons à travailler ensemble et à profiter des instants qui nous sont donnés. Le cancer des testicules, mortel jusque dans les années 1960, se guérit aujourd'hui par la chimiothérapie.

La dernière avancée majeure de la chimiothérapie a été la découverte de l'association des composés qui améliorait l'efficacité antitumorale et permettait de réduire les doses de chaque molécule et ainsi leur toxicité. Car malgré les rémissions obtenues, lorsque la chimiothérapie était réalisée avec une seule de ces molécules, ce qu'on appelle une « monothérapie », elle n'entraînait que très rarement des guérisons véritables. Toujours, la tumeur revenait. C'est encore une fois dans l'ancien service des armes chimiques du ministère de la Défense reconverti en centre de lutte contre le cancer, l'institut Sloan-Kettering, que le docteur Howard Skipper a eu l'idée d'associer des agents de chimiothérapie. Selon lui, la guérison d'une leucémie ne pouvait résulter que de l'éradication totale des cellules ennemies. Pour cela, il commença les traitements par un premier cycle de chimiothérapie, puis, une fois la rémission obtenue, il la consolida par un nouveau traitement. Le but était d'éliminer la totalité des cellules cancéreuses, en particulier les plus résistantes, pour obtenir la guérison. De nouveaux progrès ont été accomplis grâce à cela, selon le même principe de guerre totale, en associant une irradiation du système nerveux, car les produits de chimiothérapie se diffusent peu dans le cerveau en raison d'une barrière naturelle, une sorte de membrane, appelée « hémato-méningée ». Or, les cellules leucémiques, elles, peuvent très bien s'y loger. À la guerre chimique, indiscriminée, totale, on associait ainsi une guerre nucléaire à base de radiations tueuses.

Le pronostic de la leucémie de l'enfant était de moins de 1 % de chance de survie à 5 ans en 1950, elle est passée à 50 % en 1970. Le pronostic s'est encore amélioré aujourd'hui, grâce aux greffes de moelle qui permettent de reconstituer une base saine pour la production des cellules du sang, et grâce aux thérapies ciblées, dont je parlerai plus loin. Mais vous vous doutez bien qu'avec le qualificatif « ciblé », il s'agit d'une grande nouveauté et d'un grand pas dans le traitement du cancer, comparé aux anciennes techniques de bombardement tous azimuts.

2
PLANCHER DE VERRE

Malgré tous ces progrès, cependant, la médecine a, depuis une vingtaine d'années, atteint un plafond de verre en matière de chimiothérapie. Ce pourrait ne pas être un problème : on n'a pas beaucoup amélioré la pénicilline depuis sa découverte en 1928, et c'est toujours un antibiotique très utile contre le pneumocoque (et même un peu plus depuis quelques années grâce aux campagnes de réduction de son usage, paradoxalement). Mais le cas de la chimiothérapie est différent car le plafond atteint est proche du plancher pour un nombre considérable de cas. Là encore, ce pourrait ne pas être un problème. On administre beaucoup de médicaments à l'efficacité discutable, simplement parce que leur nocivité est quasi nulle. Seulement, ce n'est pas le cas des molécules utilisées en chimiothérapie, qui comptent parmi les plus toxiques de notre arsenal médical.

Ce « plancher de verre », ce seuil très bas duquel le traitement contre le cancer n'arrive pas à décoller, peut se résumer en un chiffre choc : près d'une femme sur deux atteintes d'un cancer du sein en France subit une chimiothérapie dite « adjuvante », avec tous les effets indésirables que cela implique[3]. Pour une partie d'entre elles, l'indication de la chimiothérapie est certaine. C'est le stade d'avancement du cancer et les facteurs dits « de mauvais pronostic » qui l'indiquent. Mais pour un grand nombre de femmes, nous sommes dans une zone grise. Au sein de cette population, la chimiothérapie n'est vraiment utile que dans environ 10 % des cas ; le nombre de femmes pour qui, donnée comme un adjuvant, elle évitera la récidive. Dans 10 % des cas, les femmes récidivent malgré la chimiothérapie et 80 % n'auraient pas récidivé sans[4]. Oui, mais voilà : nous ne savons pas déterminer quels sont ces 10 % de femmes à qui la chimiothérapie aurait évité la récidive, ce qui nous permettrait de limiter à cette population seulement son usage. Nous la proposons donc à toutes car, pour celles qui en bénéficient, c'est une question de vie ou de mort. La prédiction de l'utilité (ou de l'inutilité) de la chimiothérapie est l'objet des signatures génomiques que je développerai plus loin.

LA SÉLECTION NATURELLE DU CANCER

Toutes les cellules de notre corps se renouvellent en permanence par division, une cellule mère se divisant en deux cellules filles identiques à la première. Cette division s'effectue selon un rythme bien précis, propre à chaque type de cellules, un mécanisme réglé comme du papier à musique… quand tout se passe bien. Le cancer est une fausse note ajoutée à ce mécanisme, qui conduit à une division incontrôlée et anormale de nos cellules : la prolifération. Les développements thérapeutiques se sont donc logiquement concentrés sur les produits qui gênent, empêchent cette division cellulaire.

La cellule cancéreuse est sensible à la chimiothérapie, qui s'attaque à sa capacité à se répliquer. Mais cette même capacité, cette faculté de prolifération sans contrôle de la cellule cancéreuse, constitue aussi son meilleur moyen de défense, pour la plus grande infortune de son hôte, par le phénomène de dérive génétique.

Les cellules cancéreuses sont semblables à une population de virus ou d'animaux, soumises aux mêmes contraintes et disposant des mêmes armes, parmi lesquelles il faut compter la faculté d'évoluer par mutation, l'environnement se chargeant de sélectionner ensuite les mutations les plus profitables à leur survie au fil du temps. Or, comme elles se reproduisent très vite, elles mutent énormément et le processus de sélection fonctionne à plein régime. Ceux qui lisent entre les lignes auront d'instinct sauté à la conclusion terrible de ce paragraphe : la théorie de l'évolution joue en leur faveur.

Une population de cellules cancéreuses double tous les deux mois : le temps joue pour elles. Par ailleurs, on compte environ un million de cellules par gramme de tissu tumoral. Ces deux facteurs pris ensemble sont largement suffisants pour qu'une pression de sélection s'opère. Par simple hasard, des mutations au sein de la population des cellules tumorales aboutiront à rendre certaines d'entre elles résistantes aux molécules de la chimiothérapie. Avec le temps et les divisions par million, ces mutations deviendront majoritaires dans la tumeur puisque les cellules qui n'en disposeront pas disparaîtront sous le choc de la chimiothérapie. Voilà comment la tumeur finira souvent par échapper au traitement.

C'est ce qui a rapidement conduit les médecins à concevoir pour les patients en stade métastatique (une fois que le cancer n'est plus localisé) plusieurs traitements séquentiels : c'est ce qu'on appelle les « lignes » de chimiothérapie. Une première molécule est administrée, puis on voit comment le patient réagit. Dès que cette première ligne ne fera plus effet ou en cas de rechute, on en lancera une deuxième, grâce à un nouveau cocktail de molécules, et le mouvement reprendra à l'identique. Chacune de ces « lignes » est rigoureusement pesée pour chaque type de cancer, chaque stade, chaque espérance de vie. Malheureusement, de ligne en ligne, la probabilité de rémission diminue et les effets toxiques augmentent, si bien qu'à un moment la balance bénéfices/risques est défavorable au patient, et il devient impossible, en bonne conscience, de continuer les chimiothérapies : ce serait faire plus de mal que de bien.

Ce mécanisme d'échappement en phase métastatique explique beaucoup de choses. C'est ce qui a poussé par exemple le docteur Azra Raza, dans son livre à succès *The First Cell* (traduit en français sous le titre *Il n'existe qu'une façon de vaincre le cancer : le prévenir*[5]), à exprimer que le cancer est une maladie chronique qui finit mal, en général. Un jour ou l'autre, un clone est susceptible d'émerger quelque part dans le corps, et pourra alors tuer son hôte. Ce n'est parfois qu'une question de temps. La seule façon de garantir la guérison est de ne pas le contracter du tout. Constat glaçant et, hélas, pas complètement faux. Raza aboutit d'ailleurs à un constat proche du mien, à savoir la nécessaire réorientation des efforts de traitement et de recherche, actuellement trop dirigés vers les derniers stades de l'évolution de la maladie et pas assez vers les premiers, où il est pourtant le plus souhaitable d'agir. En tant que président de la Société française de médecine prédictive et personnalisée, je suis bien placé pour l'asséner autant de fois qu'il le faudra : la prévention et la médecine prédictive, si besoin fondée sur l'analyse génétique, sont actuellement les meilleures armes contre le cancer. La chimiothérapie, tout indispensable soit-elle, n'est pas un traitement assez sophistiqué ni, surtout, assez efficace pour qu'on s'en contente. Il faut impérativement d'autres approches dites « personnalisées », telles que l'immunothérapie, les thérapies ciblées et les stratégies innovantes dont je parlerai un peu plus loin.

LA SPÉCIFICITÉ DE NOS CELLULES

Le problème majeur de la chimiothérapie est le manque de spécificité de son mécanisme d'action. La chimiothérapie ne choisit pas ses cibles : elle agit tous azimuts, sur toutes les cellules du corps, et compte sur la prolifération anormalement rapide des cellules cancéreuses pour les affecter plus durement que les autres. Cependant, toutes le seront, inévitablement, et c'est ce qui explique les effets secondaires bien connus et redoutés, causés par d'autres cellules « innocentes » qui n'ont que le tort, elles aussi, de se diviser beaucoup. Ainsi, médecins et malades face au cancer sont en permanence sur le fil du rasoir, entre la recherche d'efficacité du traitement sur la cellule cancéreuse et la tolérance des cellules normales en renouvellement, en particulier des cellules sanguines, face à ce déluge chimique.

Dans certains cas, l'origine cellulaire est aussi responsable d'un renouvellement encore plus rapide, comme pour les tissus gonadiques (incluant le tissu testiculaire), placentaires, les tumeurs embryonnaires et la plupart des cancers de l'enfant. Ce renouvellement si rapide fait que ces cellules cancéreuses sont les premières à tomber, expliquant la remarquable efficacité curative de la chimiothérapie dans ces types de cancer. Malheureusement, ces cas pour lesquels elle fonctionnera particulièrement bien sont l'exception plutôt que la règle.

Il est, le plus souvent, impossible de cibler l'action de la chimiothérapie conventionnelle vers les cellules tumorales quand elles sont d'origine épithéliale ou glandulaire, ce qui constitue les situations les plus fréquentes. Il existe, heureusement, un nouveau concept dans la chimiothérapie. Celle d'un traitement ciblé vers la cellule cancéreuse, ou vectorisé. Nous disposons donc dans ce cas d'un vecteur, le plus souvent un anticorps, un cheval de Troie qui va permettre d'apporter une molécule active directement dans les cellules à traiter. On prend un anticorps qui reconnaît spécifiquement la cellule maligne, on l'attache à notre traitement nocif pour les cellules et le tour est joué ! Seules les cellules cancéreuses seront atteintes. J'y reviendrai dans un chapitre dédié.

3

VICES ET VERTUS DE LA CHIMIOTHÉRAPIE

Décembre 2015, alors que nous préparons les fêtes familiales de fin d'année avec la sœur jumelle de ma femme, celle-ci m'apprend que mon beau-frère Pierre, alors âgé de 35 ans, a des saignements de nez sous la douche et qu'il est « particulièrement fatigué ». Son médecin traitant lui a prescrit une formule sanguine. Les résultats me sont adressés le soir même. Ils indiquent de façon certaine une aplasie, une chute du nombre des cellules sanguines. Une seule des trois lignées échappe à l'effondrement : ses globules blancs, qui présentent un taux supérieur à 100 000/mm^3 pour une norme inférieure à 10 000. Le diagnostic est incontournable, il s'agit d'une leucémie myéloblastique aiguë, en clair, une forme particulièrement aiguë et sévère de leucémie.

Pierre, cadre supérieur en entreprise, est un homme plutôt calme en général. Mais, comme on l'imagine, l'annonce du diagnostic à la veille de Noël a été extrêmement violente pour ce jeune père. Il n'avait pourtant pas beaucoup de temps pour la digérer. Il fallait agir très vite car son pronostic vital à court terme était mis en jeu. D'une part, le taux extraordinaire de globules blancs présents dans son sang, déjà responsable de vertiges et d'acouphènes, pouvait produire des oblitérations de vaisseaux ; d'autre part, la diminution des autres lignées sanguines l'exposait à des saignements, à de l'anémie mais aussi à de dangereuses infections. Seule une chimiothérapie pouvait le sauver à court terme. Elle a été engagée dans les plus brefs délais. La réponse a heureusement été spectaculaire.

Pierre doit la vie à cette chimiothérapie car elle lui a permis de survivre à la phase aiguë. Cependant, ce n'est pas la chimiothérapie qui l'a guéri. Elle n'a fait qu'aboutir à la rémission. D'aiguë, la maladie est devenue chronique, c'est-à-dire susceptible de se manifester de nouveau, épée de Damoclès en fragile suspens au-dessus de sa tête. C'est cette terrible situation décrite par Raza, cette maladie qui ne guérit pas… quand on se contente de la chimiothérapie.

Car Pierre a bien été guéri, vraiment guéri. Mais grâce à une autre méthode thérapeutique : une greffe de moelle osseuse, qui a permis de régénérer sur une base saine toutes ses lignées sanguines et de réaliser une véritable immunothérapie.

Il ne faut pas déduire de cela que la chimiothérapie est vaine, bien au contraire. Encore une fois, sans la chimiothérapie d'urgence que Pierre a reçue, il n'aurait pas pu survivre au-delà de quelques jours. La chimiothérapie était indispensable. Elle restera pour cela, probablement pour longtemps, une arme importante dans notre arsenal thérapeutique. Mais elle n'est plus adaptée à toutes les situations. Elle correspond à un usage, elle remplit une fonction et même plusieurs, selon les origines de la tumeur et la nature précise du mal.

Aujourd'hui, la chimiothérapie remplit cinq grandes catégories de soins.

CHIMIOTHÉRAPIE CURATIVE

Dans certains cas, la chimiothérapie est curative. Elle soigne, seule ou presque, en association parfois avec d'autres traitements, notamment la chirurgie et la radiothérapie. Pour les leucémies, mais aussi certains cancers solides, comme celui des testicules ou encore le choriocarcinome (tumeur du placenta), la chimiothérapie est capable d'entraîner des guérisons complètes. Dans le cas de mon ami cancérologue, l'opération chirurgicale était bien sûr nécessaire, mais en l'absence de chimiothérapie, elle aurait été parfaitement inutile. Les métastases étaient déjà là. Ce n'est pas la chirurgie qui a joué le rôle curatif mais la chimiothérapie qui a annihilé toutes les cellules cancéreuses de son corps et l'a guéri.

Ces situations ne sont pas les plus fréquentes, mais elles ont totalement transformé le pronostic des cancers concernés. On guérissait moins de 1 % des leucémies lymphoblastiques aiguës avant la chimiothérapie. Quelques années seulement après leur découverte, ce chiffre atteignait plus de 50 %. Aujourd'hui, grâce aux progrès thérapeutiques que je vais évoquer, il est de 90 % chez l'enfant[6].

CHIMIOTHÉRAPIE ADJUVANTE

Le deuxième type d'objectif que remplissent les chimiothérapies actuelles est d'accompagner ou de compléter un traitement curatif. On parle alors de chimiothérapie « adjuvante » parce qu'elle ne serait pas suffisante seule et qu'elle vient compléter le traitement chirurgical. Il ne s'agit alors plus de guérir par chimiothérapie à proprement parler, mais d'améliorer les chances de guérison complète, après le traitement chirurgical, en diminuant le risque de récidive.

Il faut bien comprendre la raison de cet usage. Le postulat est le suivant : une cellule, c'est tout petit. C'est indétectable. Pourtant, si une cellule cancéreuse s'échappe de la tumeur primitive, qu'elle passe dans le sang, qu'elle se loge dans les ganglions ou dans la moelle osseuse, alors elle pourra s'y diviser de nouveau et provoquer une récidive. Et cela, parfois des années après. Ces cellules issues de la tumeur primaire et qui ont la faculté de faire des métastases très longtemps après le traitement initial sont appelées « cellules dormantes ». Il faut donc, à la solution curative, ajouter un bombardement total, complet de l'organisme, pour exterminer les cellules cancéreuses jusqu'à la dernière afin d'éviter qu'elle ne devienne la première d'une nouvelle métastase.

Ce type de chimiothérapie s'applique aux cancers les plus fréquents, tels que ceux du sein, du côlon ou du poumon. Le taux de récidives évitées est relativement bas, de 5 à 10 %, seulement voilà, c'est statistique, et la difficulté actuelle est de savoir à l'avance qu'elles sont les personnes qui en bénéficieront. En attendant, elle est proposée à tous les patients qui remplissent les critères d'éligibilité. Pour les patients qui y seront sensibles, c'est une question de survie.

CHIMIOTHÉRAPIE NÉO-ADJUVANTE

Un autre type de chimiothérapie est très utile : son objectif est de diminuer le volume tumoral pour rendre possible une intervention chirurgicale en cas de tumeur localement trop étendue, et donc éviter de sacrifier des tissus sains dans l'opération. On parle alors de chimiothérapie néo-adjuvante. « Néo », parce que ce sont des techniques qui précèdent le traitement principal chirurgical qu'elle vise à minimiser.

Actuellement, cette technique est très employée dans des cas de cancer du sein pour limiter le volume tumoral et permettre ainsi de préserver l'organe (on parle de chirurgie « conservatrice »). Récemment, on a pu montrer qu'un avantage sur le taux de guérison existe aussi chez certaines femmes ayant des tumeurs particulières (sans récepteurs) rejoignant ainsi le but de la chimiothérapie dite adjuvante.

CHIMIOTHÉRAPIE DES RÉCIDIVES

Il faut évoquer un autre grand type de chimiothérapie, donné notamment dans des phases où le cancer n'est plus localisé, encore appelé « stade métastatique ». Ces métastases, c'est-à-dire des localisations secondaires de la maladie, peuvent répondre totalement à la chimiothérapie et se résorber jusqu'à devenir indétectables. Néanmoins, comme Raza le rappelle durement, il se produira le plus souvent, à plus ou moins long terme, ce fameux échappement et donc une rechute. Le cancer récidivera, entraînant une autre ligne de chimiothérapie et la partie se rejouera ainsi parfois de nombreuses fois. Le but n'est plus alors d'obtenir une guérison mais plutôt une rémission.

La chimiothérapie a malheureusement un effet limité dans le temps, les cellules cancéreuses évoluant petit à petit pour devenir résistantes à son action, comme décrit précédemment par dérive génétique et sélection. La rechute peut cependant faire l'objet d'une nouvelle chimiothérapie différente de la première et aboutir à une nouvelle rémission : c'est le principe des « lignes ». C'est dans ce cadre que le cancer devient une maladie chronique, autrement dit une affection dont on ne guérit pas, contre laquelle on se contentera de traitements symptomatiques, parfois ponctuels, parfois permanents. Parmi ces traitements figure la chimiothérapie, dont le rôle sera de ralentir ou de stabiliser la progression de la maladie.

Par ailleurs, cette résistance d'origine génétique de la cellule tumorale face aux molécules de la chimiothérapie peut se combiner à une résistance nouvelle face aux défenses immunitaires de l'hôte (ce qu'on cherche à combattre grâce à l'immunothérapie, voir le chapitre 6), mais aussi face aux autres traitements médicaux, tels que l'hormonothérapie ou les thérapies ciblées. Au stade métastatique, les mutations génétiques du cancer, de plus en plus fréquentes et diverses, lui permettent en réalité de contourner *toutes* les stratégies de traitement en modifiant sa biologie. C'est ce qui rend cette maladie insaisissable.

Si vous voulez mieux comprendre cette affaire d'échappement génétique, pensez à ce que nous avons tous vécu lors de l'épidémie de Covid-19 : un virus en mutation constante, capable de mutations successives à une vitesse impressionnante, qui lui ont permis de contourner l'immunité collective et, parfois, l'efficacité vaccinale.

CHIMIOTHÉRAPIE PALLIATIVE

Il existe enfin un dernier type de chimiothérapie, dont il est difficile de parler, mais qui n'en existe pas moins : les chimiothérapies palliatives. « Palliatif » nous vient du latin *palliare*, « couvrir d'un manteau », autrement dit, dissimuler. Le terme est terrible et dit bien ce qu'il est. On ne cherche plus à soigner la maladie, à guérir le patient, mais seulement à diminuer les effets de la tumeur pour un temps. L'objectif avoué est alors d'améliorer la qualité de vie.

Il peut paraître étonnant que des chimiothérapies, dont je viens de détailler le caractère toxique, puissent être utilisées pour soulager des souffrances, pourtant il arrive que ce soit le cas. Ce n'est jamais une décision prise à la légère car il faut en retirer un bénéfice réel. Parfois, la masse tumorale doit être diminuée car elle risque de créer des obstructions des voies aériennes, digestives ou urinaires, ou bien encore de provoquer une hypertension dans la boîte cranienne. L'objectif recherché est avant tout fonctionnel.

4
QUAND LA CHIMIO EST INUTILE !

Aujourd'hui, près d'une femme sur deux atteintes d'un cancer du sein se voit prescrire une chimiothérapie[7]. Pour certaines, celles ayant un cancer localement avancé ou particulièrement agressif sur le plan biologique, le bénéfice d'un tel traitement est avéré. Dans ce cas, la chimiothérapie s'impose. Il est regrettable que nous ne disposions pas de traitements moins lourds, moins nocifs, mais son utilité ne saurait être remise en question. La chimiothérapie permet d'éviter des récidives pour une part importante de ces femmes.

Pour d'autres, la chimiothérapie n'apportera pas de bénéfice supplémentaire. Elle doit donc être évitée.

Mais pour de nombreuses patientes, les critères cliniques (tels que la taille de la tumeur ou la présence de ganglions) ou biologiques (tels que la présence de récepteurs hormonaux) ne suffisent pas à savoir si la chimiothérapie sera utile ou non. On est dans une zone grise.

Dans les années 2000, la chimiothérapie devient un standard dans le traitement du cancer du sein. Parallèlement, de nouvelles techniques de biologie moléculaire avancées viennent d'apparaître et permettent l'étude génomique des tumeurs, leur « profilage ». Cette « signature génomique », c'est-à-dire la mesure de l'expression d'un ensemble de gènes, apporte de très précieuses indications, principalement sur leur agressivité et leur potentiel de récidive. Or, comme je l'ai expliqué au chapitre précédent, c'est ce potentiel de récidive qui pousse les médecins à pratiquer des traitements chimiothérapiques adjuvants de façon systématique, une sorte de bombardement préventif qui cherche à s'assurer que plus une seule cellule cancéreuse ne survivra quelque part dans l'organisme après l'opération chirurgicale. Les signatures génomiques ont donc fait naître un espoir bien compréhensible : celui de se passer de ce traitement lourd lorsque son inutilité serait avérée.

Les premiers travaux dans les cas de cancer du sein ont montré que les signatures génomiques avaient bien une valeur pronostique, c'est-à-dire qu'on pouvait déduire, en fonction du « score génomique », une probabilité de récidive plus ou moins forte. Autrement dit, lorsque l'analyse du génome des cellules cancéreuses révélait tel ou tel gène identifié, la tumeur était plus à risque de récidiver.

Mais cette découverte ne suffisait pas par elle-même, il fallait aller plus loin et passer des probabilités aux preuves solides, acquises au moyen d'études randomisées, où l'on comparait les évènements de récidive chez des femmes soignées avec ou sans chimiothérapie adjuvante de façon aléatoire, c'est-à-dire par tirage au sort. C'est ce qu'ont accepté plus de 20000 femmes, auxquelles je tiens ici à tirer mon chapeau. Pour elles, le risque était bien réel que la chimiothérapie fasse mieux que son absence. Ainsi, une femme ayant été tirée au sort pour ne pas recevoir de chimiothérapie aurait pu récidiver quelques années plus tard, ce que la chimiothérapie aurait pu éviter, sans retour en arrière possible. C'était l'intérêt supérieur de la science et elles l'avaient accepté, littéralement au péril de leur vie.

Les résultats de ces études se sont révélés positifs pour deux signatures génomiques distinctes. L'utilisation du score génomique permettait bien d'identifier un groupe de femmes qui ne tireraient pas bénéfice d'une chimiothérapie et pourraient ainsi se passer, à profit, des effets indésirables et toxiques de ce traitement lourd. La totalité des référentiels internationaux, dont ceux des Américains et des Européens, ont ainsi intégré ces signatures dans leurs recommandations de pratiques cliniques pour les cas de cancer du sein.

Les femmes qui présentent une indication de cette recherche de signature génomique constituent environ 20 à 30 % de la population des malades de cancer du sein. En France, grâce à une utilisation optimale de ces nouvelles techniques de caractérisation des tumeurs, on pourrait théoriquement éviter la chimiothérapie dans 5 000 cas par an !

Tout ce travail, toute cette recherche et surtout tous ces résultats représentent en principe le Graal de la démonstration scientifique : une théorie solide, une étude rigoureuse en double aveugle, une conclusion claire. Archie Cochrane, maître à penser de la médecine fondée sur les preuves, serait satisfait ! D'autant que, au-delà de la démonstration scientifique, la médecine fondée sur les preuves doit également recevoir l'assentiment des malades et des praticiens. Or, l'avis des patients et des médecins sur cette question est bien évidemment unanime : qui refuserait d'éviter une chimiothérapie si on lui garantissait qu'elle serait inutile ?

Pourtant, le changement des pratiques et la prise en charge par le système de santé sont lents et trop de chimiothérapies sont encore prescrites de nos jours, sans qu'une recherche de signature génomique ait été proposée systématiquement aux patientes qui se trouvent dans la zone d'ombre que j'évoquais. Peut-être parce que, d'ordinaire, en médecine, une étude avec essai randomisé vise avant tout à déceler un avantage, un traitement potentiel plutôt qu'une absence de bénéfice de traitement. Ce travail sur les signatures génomiques prend cette habitude à rebrousse-poil en pointant une inutilité… C'est ce qu'on appelle dans notre jargon des « études de non-infériorité », pas très attirant, n'est-ce pas ? Notre culture médicale moderne – « médicale » au sens large, j'inclus aussi la dimension sociale – est résolument prudente, gouvernée par le principe de précaution, un parti pris maximaliste de « non-perte de chance » en toutes circonstances, du « qui peut le plus peut le moins ». Sur le plan des traitements, cette culture ne peut qu'aboutir à l'empilement, jamais à la désescalade.

C'est un problème et, selon moi, un problème important que met ici en exergue la toxicité avérée du traitement chimiothérapique sur bien des plans : biologiques, sociaux, professionnels, psychologiques, sexuels. Cette toxicité à court et long termes doit nous inciter à y recourir le moins possible, et à chercher activement à l'éviter lorsque nous avons des indicateurs fiables. La médecine a su se désintoxiquer des antibiotiques inutiles, saura-t-elle se désintoxiquer des chimiothérapies superflues ?

La culture de la prudence n'est toutefois pas la seule explication possible à la sous-utilisation des signatures génomiques en France. Je note aussi un avis d'évaluation mitigé rendu par la Haute Autorité de santé (HAS) en 2019, qui ne concluait pas sur leur utilité clinique et laissait les signatures dans le système d'évaluation de l'innovation sans inscription au remboursement par la Sécurité sociale[8]. La Société française de médecine prédictive était montée au créneau sur ce sujet, indiquant que les données scientifiques étaient suffisantes pour conclure et intégrer pleinement les signatures dans la prise en charge. Cependant, l'épidémie de Covid-19 a empêché que s'organisent de nouvelles expertises, malgré le résultat de larges études prospectives internationales venues confirmer, de façon indiscutable, l'intérêt de certaines signatures pour réaliser ou s'abstenir de réaliser une chimiothérapie[9]. Leur prescription est aujourd'hui recommandée par les référentiels internationaux.

Ainsi, l'utilisation optimale et le remboursement par la Sécurité sociale de ce précieux outil tardent en France. Cela ne facilite pas leur utilisation pratique, même pour les médecins déjà disposés à se servir de cette arme supplémentaire dans la lutte contre le cancer.

Ces signatures génomiques sont tout de même déjà utilisées en France, mais au ralenti. Leur prise en charge dépend d'un système temporaire d'utilisation, appelé RIHN, pour « référentiel des actes innovants hors nomenclature ». Ce système conçu par les services du ministère de la Santé a pour objectif le transfert rapide des diverses innovations en santé vers la pratique médicale, ce qui bien sûr est parfaitement louable et a permis aux patients français de bénéficier d'examens innovants, notamment en génétique et en cancérologie. Cependant, on en voit ici les limites car de nombreux examens génétiques ou génomiques indispensables au traitement ne sont toujours pas remboursés par la Sécurité sociale. Totalement validés par des études internationales, ils devraient pourtant logiquement basculer vers une cotation au régime général… que vient justement ralentir leur position actuelle dans les limbes du RIHN. Pour les en sortir, il faut enclencher une évaluation par des organismes compétents, ici la HAS, de façon à statuer sur leur utilité médicale et enfin sur leur remboursement par la Sécurité sociale.

D'autres examens génomiques en cancérologie ont la même problématique, alors qu'ils sont devenus indispensables pour choisir le bon traitement de thérapie ciblée ou d'immunothérapie. C'est cette bataille que la Ligue contre le cancer a décidé de mener, au travers du dernier combat professionnel du regretté médecin philosophe Axel Kahn, son président, mon maître et mon ami. Aux côtés d'Unicancer (la Fédération nationale des centres de lutte contre le cancer) et des sociétés savantes, dont la Société française de médecine prédictive et personnalisée, un énorme travail a été effectué pour communiquer au ministère de la Santé les difficultés de prise en charge de ces tests et les problèmes d'accès qui risquaient de se produire très rapidement[10]. L'Inspection générale de la santé a ainsi récemment pris position pour la « sortie du système RIHN d'acte de génomique »[11]. Parallèlement, le Sénat a proposé un amendement du projet de loi de financement de la Sécurité sociale avec la création d'un forfait de caractérisation des tumeurs. Au mois de novembre 2021, le ministre de la Santé a chargé la HAS de statuer sur la cotation des actes biologiques génétiques du cancer. Espérons que les signatures génomiques seront traitées lors de cette évaluation !

Mais le temps des malades et de la médecine n'est pas celui des processus d'évaluation et les actes n'ont été inscrits qu'au calendrier du second semestre 2022, près d'un an plus tard… Il est vrai que le programme d'évaluation des innovations de la HAS s'étalait sur trente-deux pages : on mesure ainsi la tâche titanesque des commissions concernées. Au rythme auquel va l'innovation en santé, il faudra certainement renforcer nos équipes et nos processus d'évaluation, afin de pouvoir assurer à nos concitoyens qu'ils bénéficient des dernières innovations en matière de santé avec la réactivité nécessaire.

Le résultat est que, aujourd'hui, l'utilisation de signatures génomiques dépend des équipes, des centres et des praticiens. Le type même de signatures utilisées est très variable d'un centre à un autre, car la HAS n'a pas tranché entre les quatre signatures actuellement disponibles en France, alors que les données issues d'essais randomisés (le plus haut niveau de preuves, encore une fois) ne sont disponibles que pour deux d'entre elles. À l'aspect scientifique s'ajoutent des considérations économiques : « le reste à charge » pour les établissements différant grandement en fonction de la signature employée. Autrement dit, la réalisation de certaines signatures a un coût plus important pour l'établissement et ce choix, remboursé de façon générique, ne répond pas seulement aux critères scientifiques les plus forts mais aussi à des considérations économiques.

Il est regrettable que ces contraintes financières interviennent dans le choix d'une signature, vu l'enjeu en matière de santé publique, d'autant que le calcul économique à long terme paraît largement gagnant : en se passant d'environ un tiers de chimiothérapies évitables, les coûts individuels de ces signatures, de l'ordre de 2 000 euros, seront compensés par l'économie réalisée en médicaments, en journées d'hospitalisation, en arrêts de travail, etc.[12].

De façon assez singulière, la France est aujourd'hui en retrait sur cette question de l'utilisation et du remboursement des signatures génomiques. En retrait également par rapport aux recommandations internationales européennes ou américaines. La chimiothérapie est-elle à ce point ancrée dans nos pratiques que nous ne puissions remettre en cause ce dogme ?

Les femmes que j'ai reçues pour discuter de l'apport des signatures à la décision de la chimiothérapie comprennent très bien comment cet outil de précision peut aider à choisir la meilleure option. Parmi elles, Sophie. Elle est l'épouse d'un cancérologue. Elle est également ma belle-sœur bien-aimée. Il y a quelque temps, elle a dû faire face à un diagnostic de cancer du sein. Or, il se trouve que Sophie est socioesthéticienne : elle travaille dans le soin esthétique pour des femmes atteintes de ce cancer. Lors de nos échanges en cette triste occasion, elle m'a très vite fait part de son intention de se préserver autant que possible des traitements médicaux lourds, tels que l'hormonothérapie et la chimiothérapie, à moins qu'ils soient absolument indispensables à sa santé. Ces traitements, elle en connaissait précisément les effets, physiques comme esthétiques. Elle en redoutait les répercussions psychologiques, les conséquences sur son bien-être, sur son avenir. Nous avons fait réaliser une signature génomique, qui a montré sans ambiguïté qu'elle ne tirerait pas bénéfice d'une chimiothérapie, ce qui a renforcé l'option de ne pas lui en prescrire. Pour Sophie, qui connaît si bien les affres de la chimiothérapie, ce fut un très grand soulagement.

PARTIE II

LES NOUVEAUX TRAITEMENTS

La chimiothérapie pourrait-elle être contournée ? Peut-on la dépasser au moyen de nouveaux traitements, plus efficaces ou moins toxiques, voire les deux à la fois ? La médecine fait des progrès, certes pas toujours assez rapides, mais de grandes avancées viennent d'être faites en cancérologie. Aujourd'hui, de nouveaux traitements comme l'immunothérapie et les thérapies ciblées donnent des résultats excellents et sont même en passe de se substituer à la chimiothérapie dans certaines situations.

Cependant, la chimiothérapie reste souvent un traitement concomitant, celui dont on craint de se passer de peur de laisser circuler dans l'organisme quelques cellules cancéreuses susceptibles de relancer la maladie, qui auraient pu être éradiquées. Et comme il est aussi difficile et long de démontrer une absence certaine de bénéfice qu'un bénéfice certain – ce sont les mêmes types d'études cliniques dites « randomisées » qu'il faut mettre en place –, il faudra à l'avenir plus d'études dites « de désescalade » montrant que, lorsque le nouveau traitement est efficace, on peut, en conséquence, se dispenser de la chimiothérapie et de ses effets secondaires.

Comme je l'ai dit dès l'introduction, la chimiothérapie demeure indispensable, elle sauve encore bien des vies. Mais plus nous avançons dans la lutte contre le cancer et plus une conviction émerge : il n'existe probablement pas de remède miracle. La chimiothérapie, pas plus que les autres thérapies, ne pourra jamais prétendre guérir tous les cancers. Nous évoluons vers une médecine de précision où le bon traitement est donné à la bonne personne en fonction des spécificités de la tumeur. Aucune stratégie n'est indispensable à tous les patients. Mais chacune peut l'être pour une personne donnée.

Pourquoi ? Pour la simple raison qu'il n'y a pas un cancer mais des cancers, très différents d'un organe à l'autre et même d'un malade à l'autre pour un même organe. L'espoir réside ainsi non pas dans la découverte d'une solution magique qui guérirait tout le monde tout le temps, mais dans une grande diversité de solutions thérapeutiques adaptables à chaque type de cancer et à chaque patient : une médecine personnalisée. C'est l'objet de la société savante que nous avons créée il y a une dizaine d'années, nous, experts en cancérologie, généticiens, pathologistes, immunologues, spécialistes des thérapies ciblées. La Société française de médecine prédictive et personnalisée, dont je suis l'actuel président[1].

5
LA STRATÉGIE DU CHEVAL DE TROIE

Que se passerait-il si l'on pouvait amener les médicaments antitumoraux directement dans les cellules concernées, plutôt que de les laisser agir librement partout dans le corps et agresser l'ensemble de nos cellules ? Cet objectif, celui de cantonner l'action des molécules anticancéreuses aux cellules tumorales, est en passe d'être atteint, comme le montrent les résultats d'études récentes fondées sur cette stratégie et sur l'homologation de plusieurs médicaments qui s'en inspirent.

Des scientifiques ont réussi à lier une molécule de chimiothérapie à un *vecteur*, un agent chimique reconnu spécifiquement par les cellules cancéreuses qui le capteront naturellement. En l'occurrence, ce vecteur est un anticorps qui reconnaît un antigène de la cellule cancéreuse, c'est-à-dire une protéine spécifique à sa surface. On appelle cela une chimiothérapie par anticorps conjugué ou ADC, pour « *antibody drug conjugate* ». Le vecteur permet l'envoi de la molécule de chimiothérapie de façon ciblée, une sorte de téléguidage du missile chimiothérapique, qui va pénétrer directement dans la cellule cancéreuse lorsque le vecteur sera reconnu et se fixera à l'antigène, qui sert ainsi de boîte aux lettres lors de cet « adressage » de haute précision.

À l'intérieur de la cellule, la drogue de chimiothérapie, qui était jusque-là maintenue inactive pour ne pas léser des cellules saines, va s'activer. En biologie, on parle de « pro-drogues », des médicaments qui ne deviennent actifs qu'à la suite d'une réaction chimique bien précise. Ainsi, seules les cellules cancéreuses seront soumises à l'effet de la molécule. C'est la stratégie du cheval de Troie appliquée à la lutte contre le cancer : pour éviter de bombarder la ville et de l'assiéger des années durant, on achemine un inoffensif vecteur jusque dans la cellule, qui lui ouvre ses portes presque volontairement grâce à l'anticorps qu'il contient. Une fois la paroi franchie, huit molécules en armes jaillissent de ce cheval de Troie et tuent la cellule de l'intérieur.

Il s'agit donc, en quelque sorte, d'une immuno-chimiothérapie. « Immuno » car l'envoi à la cellule cancéreuse est effectué au moyen d'un couple anticorps/antigène, et « chimiothérapie » parce que le mécanisme de destruction de la cellule cancéreuse passe par des drogues de chimiothérapie mais sont délivrées en des doses beaucoup plus faibles que par voie sanguine. D'ailleurs, les agents de chimiothérapie utilisés sont si hautement toxiques qu'il serait impossible de les délivrer par la voie sanguine habituelle.

En résumé, les thérapies par anticorps conjugués se caractérisent par deux éléments : une liaison stable d'abord, dite « covalente », entre la molécule d'anticorps et une ou plusieurs molécules de chimiothérapie extrêmement toxiques ainsi neutralisées jusqu'à libération. La reconnaissance de l'antigène ensuite, qui permet d'acheminer ces molécules directement dans la cellule cancéreuse, où, en plus de leur effet toxique, une certaine action antitumorale propre de l'anticorps peut bloquer des mécanismes de prolifération lié à l'activité de l'antigène sur lequel il se fixe.

Des médicaments de ce type ont déjà fait la preuve de leur efficacité dans différents cancers. Les premiers ont été utilisés dans des cas de leucémies et de lymphomes. Ainsi, l'anticorps anti-CD30, conjugué à un agent de chimiothérapie antimicrotubuliare (védotine, MMAE), est utilisé dans les lymphomes et permet d'obtenir un taux de réponse dans plus de la moitié des cas en rechute[2]. De manière générale, il faut trouver un antigène spécifique : n'importe quelle protéine propre à la cellule cancéreuse conviendra, du moment qu'elle est spécifique ; on peut cependant franchir un pas de plus en utilisant un anticorps qui a lui-même une propriété antiproliférative propre, doublant ainsi le mécanisme d'action.

C'est le résultat récent d'une étude thérapeutique sur une association d'anticorps bloquant la prolifération avec une chimiothérapie conjuguée ciblant électivement la cellule cancéreuse au moyen d'une protéine exprimée à sa surface, appelée « HER2 ». Ce médicament, le trastuzumab-deruxtecan, fonctionne selon le principe de double thérapie, la chimiothérapie (via le deruxtecan) et la thérapie ciblée antiHER2 (trastuzumab). Ses résultats sont spectaculaires, dans des formes pourtant très avancées de cancer du sein. Il permet de doubler le taux de rémission à un an, qui passe alors de 34 à 75 %[3] ! À l'ASCO, le plus grand congrès de cancérologie mondial qui s'est tenu en juin 2022 et où ont été présentés les résultats finaux montrant l'amélioration significative de la survie de ces patientes, après un long silence de sidération, 10 000 cancérologues (dont votre serviteur) se sont levés, ont applaudi, crié. Une *standing ovation*. Ces résultats s'associent aux premiers succès d'un médicament au principe semblable, le trastuzumab emtansine (T-DM1), un anticorps conjugué, là encore, qui associe le relargage ciblé, directement dans la cellule cancéreuse, d'un agent de chimiothérapie très efficace, le DM1, à l'activité anticancéreuse du trastuzumab[4].

Tout cela pour dire que le principe de la thérapie par anticorps conjugués rejoint les principes évoqués tout au long de cet ouvrage et tout au long de l'histoire de la chimiothérapie. Pour combattre le cancer, il faut frapper le plus tôt et le plus fort possible. C'est ainsi qu'on optimise les chances d'éradiquer toutes les cellules adverses et qu'on évite les échappements, les fuites de l'ennemi derrière les lignes, qui pourraient provoquer une récidive jusqu'à des années plus tard. C'est une voie thérapeutique très prometteuse, au point que plus de cinquante sociétés pharmaceutiques développent actuellement ces molécules. Plusieurs ADC, des chimiothérapies par anticorps conjugués, ont obtenu une autorisation de mise sur le marché dans des indications en cancérologie (cancer du sein, de la vessie, leucémie aiguë myéloblastique, leucémie aiguë lymphoblastique, lymphome...).

Cerise sur le gâteau : le système de téléguidage d'une drogue par le truchement d'un anticorps peut bien sûr s'appliquer à des médicaments autres que la chimiothérapie, par exemple à visée immunologique. C'est le cas de développements actuels dans le traitement de la polyarthrite rhumatoïde !

6

L'IMMUNOTHÉRAPIE, OU COMMENT UTILISER NOS DÉFENSES NATURELLES

Les connaissances sur la façon dont notre corps se défend contre le cancer ont elles aussi fait, récemment, d'immenses progrès. Ces avancées débouchent sur de nouvelles approches thérapeutiques du cancer déjà extrêmement efficaces et prometteuses : l'immunothérapie.

Il en existe différents types, mais le principe général est toujours le même : aider le système immunitaire à reconnaître et à détruire les cellules cancéreuses, ce qui consiste à activer les défenses naturelles du corps, à les entraîner à repérer les cellules à détruire, mais surtout à réactiver celles que les cellules cancéreuses parviennent à tromper.

Cela mérite quelques explications. De même que les cellules cancéreuses deviennent résistantes aux molécules de chimiothérapie par mutations successives et par sélection, elles parviennent grâce au même phénomène à présenter à leur surface une protéine capable d'éteindre la vigilance de nos lymphocytes, de les endormir. C'est ainsi que notre système immunitaire se retrouve complètement mis de côté dans notre lutte contre la maladie.

PRÉHISTOIRE DE L'IMMUNOTHÉRAPIE

Pourquoi le corps ne combat-il pas lui-même les tumeurs ? C'est la question centrale de l'immunothérapie, celle par laquelle il faut commencer. Dans les années 1990, je participais moi-même à des expériences sur des « nudes », des souris dépourvues de poils, afin d'étudier la cancérogenèse[5]. Mes nudes à moi, en plus d'avoir l'air toutes nues, étaient dépourvues de système immunitaire. Il fallait, pour qu'elles survivent, les placer dans des conditions spéciales d'asepsie, un environnement contrôlé et des aliments stérilisés qui empêchent toutes entrées de micro-organismes, la moindre infection pouvant les tuer. Reçu dans une unité de recherche Inserm, j'étais chargé, en tant que jeune médecin, d'introduire les cellules cancéreuses dans la circulation sanguine de ces souris. Bien sûr ! Puisque j'étais médecin, je devais savoir réaliser des injections ! Seulement, la voie était pour le moins fine : il fallait injecter le produit dans la veine latérale de la queue de la souris. J'en ai encore des gouttes qui perlent sur le front. Les souris non plus n'en menaient pas large. J'ouvre une parentèse pour dire à quel point les expériences sur ces souris immunodéprimées sont précieuses et à l'origine de la plupart des découvertes fondamentales et de la validation des traitements innovants en cancérologie. Leur sacrifice n'a pas été vain !

Chez ces souris donc, la fréquence des cancers spontanés est très élevée, mais ce n'est pas ce qui nous intéressait. On essayait ici de leur injecter des cellules de cancers humains afin de voir si ces cellules tumorales se développeraient. Chez des souris pourvues d'un système immunitaire normal, c'est impossible. Il les détruit immédiatement. Dans les expériences que j'ai réalisées en 1990, nous avons ainsi montré que les souris sans système immunitaire développaient des tumeurs et des métastases provoquées par des cellules humaines de cancer du sein dont un gène avait été modifié[6].

Dans ces modèles expérimentaux, le système immunitaire participait bien à la lutte contre le cancer puisque les souris qui en étaient dépourvues développaient des tumeurs par une simple injection. Que se passe-t-il donc pour que des tumeurs se produisent ? Quelle est la faille ? Seule une connaissance poussée de notre immunité pouvait nous apporter la réponse. Le traitement du cancer est ainsi passé entre les mains de l'immunologie.

On pourrait penser que cette science est née en 1880, quand Louis Pasteur a découvert la vaccination contre le choléra des poules à partir de cultures de bactéries à pouvoir infectieux atténué. Mais en réalité, Pasteur n'émet à cette occasion aucune hypothèse proprement « immunologique ». Dans un premier temps, son hypothèse consiste à imaginer une réserve, présente chez le malade, d'une substance indéterminée mais nécessaire au microbe que celui-ci épuiserait petit à petit par sa présence, ce qui rendrait impossible une deuxième infection. Cette hypothèse ne tenant pas la route, ce grand savant en imagine une autre, à l'opposé de la première : le microbe déposerait dans l'organisme une substance qui nuirait à son développement futur et donc à toute nouvelle infection. C'était un peu plus proche de la réalité, aujourd'hui bien connue.

Les microbes déclenchent dans l'organisme une réaction immunitaire qui consiste principalement en l'identification d'une protéine que nos cellules seront capables de reconnaître et qu'on appelle « antigène ». Une fois cet antigène reconnu, des molécules spécialisées appelées « anticorps » vont être produites, qui se lieront à l'antigène et élimineront la menace.

C'est en partant de l'observation d'un cas de rémission d'un certain type de cancer, à l'occasion d'une infection, qu'un chirurgien new-yorkais nommé William Coley a tenté la première approche de traitement immunologique par inoculation d'agent infectieux[7], et cela ne date pas d'hier : son article a été publié en 1893. D'autres observations de cas de rémission de cancer après infection par divers agents ont également été rapportées. L'étape clinique suivante a été l'utilisation du BCG (Bacillus

Calmette-Guérin) comme traitement du cancer superficiel récidivant de la vessie[8]. Celui-ci est toujours utilisé avec succès dans le traitement de ce cancer.

Dès les années 1950, l'immunothérapie est ainsi sur les radars de beaucoup d'équipes de recherche. Des travaux suggèrent que notre organisme doit tous les jours combattre la formation de cellules cancéreuses[9]. Étant donné le nombre astronomique de divisions cellulaires qui se produisent chaque jour dans notre organisme, ce n'est qu'un simple résultat de la loi des grands nombres, en réalité. Il faut donc que notre système immunitaire les détecte et s'en débarrasse – sans quoi, nous développerions tous incessamment des cancers. Cette théorie a encore été confirmée récemment[10]. Laissez-moi vous raconter ce cas très précis. Notre système immunitaire vérifie donc que nos lymphocytes B, qui présentent souvent des mutations, ne sont pas en voie de cancérisation et, si c'est le cas, les tuent. Ainsi notre organisme nous prémunit-il des lymphomes. Il est très probable que ce mécanisme soit en réalité généralisé dans tout l'organisme et que notre corps éradique quotidiennement un certain nombre de cellules devenues cancéreuses ou précancéreuses par les voies de la défense immunitaire, tout au long de notre vie.

Le tournant de cette saga de l'immunothérapie a certainement été le traitement, en 1985, de patients cancéreux considérés comme incurables car atteints de mélanomes ou de cancers du rein métastatiques, grâce à une protéine de l'immunité, baptisée interleukine 2 (IL-2)[11], qui a entraîné des régressions spectaculaires chez certains patients, au point que, malgré une toxicité très forte, une autorisation de mise sur le marché (AMM) a été rapidement délivrée contre ces cancers spécifiques. L'article de recherche de Rosenberg[12], le médecin qui avait tenté l'expérience, était accompagné d'un éditorial dans le très prestigieux *New England Journal of Medicine*, intitulé « Immunothérapie : la fin du début ? » !

Les travaux de Rosenberg avaient ouvert la voie à l'immunothérapie moderne. On s'attendait, à leur suite, à voir déferler les traitements et régresser les tumeurs en cascade. Renforcer l'immunité cellulaire et sanguine de l'hôte était la nouvelle solution miracle, qu'il suffirait de décliner à chacun des cas de cancer.

Ce n'est pas du tout ce qu'il s'est passé. Après cela, une longue traversée du désert s'ensuivit pour l'immunothérapie. Quelque chose bloquait, qu'on a eu bien du mal à contourner.

LE SALUT DU PRÉSIDENT

En 2015, au bel âge de 90 ans, l'ancien président des États-Unis Jimmy Carter a dû subir une opération du foie. Une masse suspecte avait été repérée qu'il s'agissait d'ôter. Analysant la tumeur, les médecins ont déterminé que son origine était à chercher dans un mélanome, un cancer de la peau réputé alors incurable aux stades avancés, qui s'était propagé non seulement au foie mais aussi au cerveau.

Autrement dit, il était devenu métastatique. L'Amérique s'apprêtait à dire adieu à l'un de ses présidents. Nous sommes en 2022 au moment où j'écris ces lignes et les funérailles de Jimmy Carter n'ont toujours pas eu lieu, puisqu'il est toujours en vie sept ans après le diagnostic qui l'avait condamné à court terme. Peut-être deviendra-t-il centenaire !

La raison de cette rémission miraculeuse tient en une molécule, le pembrolizumab, celle qui a fait disparaître de son corps en quatre petits mois toutes les cellules cancéreuses, sans chimiothérapie (mais avec une intervention chirurgicale pour le foie et une radiothérapie pour les nodules au cerveau). Ce médicament venait tout juste d'être approuvé en urgence par l'autorité de santé des États-Unis, la FDA, pour les patients dont le mélanome métastatique ne répondait plus à d'autres traitements. En 2015, c'était encore un traitement innovant, disponible uniquement, heureusement pour lui, en « accès anticipé ». Notons au passage l'importance de ces dispositifs permettant aux patients l'accès rapide aux nouveaux traitements efficaces contre le cancer, ceux encore en attente de validation par nos agences de santé et de remboursement*. C'est impor-

* Ce dispositif a été encore renforcé en France grâce à des dispositions législatives récentes. L'article 78 de la Loi de financement de la Sécurité sociale (LFSS) de juillet 2021 a en effet réformé le système dérogatoire d'accès et de prise en charge des médicaments afin d'en simplifier les procédures et de les harmoniser, pour garantir cet accès anticipé et donc la prise en charge immédiate des patients condamnés qui pourraient en bénéficier.

tant, car les résultats positifs d'essais sur différents cancers se succèdent à un rythme très fort, ainsi que les indications aujourd'hui approuvées par les agences du médicament en Europe et dans le monde : cancer du poumon, mélanome, cancer de la vessie, cancer ORL, lymphome, récemment le cancer du sein… Il y a aujourd'hui, et on doit s'en réjouir, une explosion de nouvelles molécules utiles et de nouvelles indications pour le traitement du cancer. Certaines sont aussi testées avec succès dans des phases précoces, notamment pour le cancer du sein[13]. Actuellement, dans le monde, plus de mille essais sont en cours pour tester de nouveaux traitements d'immunothérapie.

Ce qui a permis le traitement de Jimmy Carter, ce sont les recherches de Tasuku Honjo et James Allison, des travaux qui leur ont valu le prix Nobel de médecine en 2018. Comme je l'ai exprimé précédemment, nous savions avant eux qu'il existait des cellules immunitaires impliquées dans la reconnaissance et dans la destruction des cellules cancéreuses, mais l'immunothérapie du cancer restait assez théorique et dépassait rarement le stade expérimental, faute de bien comprendre les mécanismes engagés, en particulier celui qui permettait aux cellules cancéreuses d'échapper à l'immunité naturelle. C'est cette stratégie de contournement qu'Honjo et Allison ont découvert. Ils en ont déduit les solutions thérapeutiques qui permettraient de réactiver les mécanismes immunitaires devenus inefficaces contre certaines tumeurs. Les succès ont été à la mesure de l'attente et des espoirs fondés : c'est, sans exagérer, une révolution dans le traitement des cancers.

Qu'avaient donc montré les travaux de Honjo et Allison ? Tout simplement, le mécanisme par lequel les cellules cancéreuses parviennent à contourner durablement l'immunité naturelle du corps, autrement dit la question centrale de l'immunothérapie depuis sa conception. Le détail de ce mécanisme est un peu technique mais son principe est simple : les cellules cancéreuses parviennent à freiner les défenses naturelles de notre corps en agissant sur une de ses armes principales : le lymphocyte, ce valeureux soldat de notre système immunitaire. À la surface de certains de ces lymphocytes, on trouve en effet des protéines « point de contrôle », *checkpoint* en anglais. Ces protéines sont très utiles : ce sont des pédales de frein, qui permettent à notre corps de mettre un terme à une réaction immunitaire qui n'aurait plus lieu d'être et ainsi d'éviter que nos propres lymphocytes se retournent contre nos cellules saines. C'est, autrement dit, une protection contre les réactions autoimmunes. C'est cette protection que les cellules cancéreuses détournent à leur profit. Toujours par mutations successives et par sélection, elles finissent effectivement par savoir appuyer d'elles-mêmes sur cette pédale de frein miraculeuse. Cela étant fait, elles signifient à tout le système immunitaire qu'elles ne sont plus dangereuses et qu'il convient à tous les lymphocytes de les laisser tranquilles. Notre valeureux soldat lymphocytaire reste donc aveugle et inactif face aux cellules cancéreuses et aux ravages qu'elles commettent.

Heureusement pour nous, Honjo et Allison ne se sont pas arrêtés à ce diagnostic, pourtant déjà génial. Ils ont conçu le traitement ! L'étape suivante était de trouver comment débloquer ces « freins » une fois que le cancer les avait enclenchés sur tous nos lymphocytes. Ils ont ainsi produit des molécules « inhibitrices des points de contrôle immunitaires » – appelons-les « immunomodulatrices » pour aller (un peu plus) vite –, un traitement complètement innovant, qui a obtenu très rapidement des résultats splendides.

Il se trouve ainsi que parmi les protéines « point de contrôle », la protéine PD-1 (« *programmed cell-death protein 1* », protéine programmant la mort cellulaire), présente à la surface des lymphocytes, interagit avec une autre protéine, la protéine PD-L1, présente à la surface des cellules tumorales. C'est cette interaction qui inactive le lymphocyte et, par conséquent, la défense de notre corps contre le cancer. Pour empêcher cette liaison entre les protéines PD-1 et PD-L1, les chercheurs ont développé des anticorps capables de se lier indépendamment à l'une ou l'autre. Or, une fois reliés à une protéine, les anticorps empêchent toute interaction. En administrant ce traitement, on lève ainsi les mécanismes d'inhibition du système immunitaire que la tumeur est capable d'induire en bloquant ce fameux point de contrôle immunitaire. On libère les freins de nos lymphocytes, qui redeviennent ainsi capables de combattre la cellule cancéreuse ! C'est une stratégie astucieuse, qui consiste à « inhiber une inhibition », à lever le leurre que la tumeur avait posé devant nos soldats lymphocytaires pour les empêcher de la tuer.

Ainsi, le pembrolizumab, ou encore le nivolumab, bloque l'interaction PD-L1/PD-1 entre les cellules tumorales et les lymphocytes T. L'ipilimumab bloque quant à lui l'interaction moléculaire CTL4A/B7 entre les lymphocytes T et d'autres cellules immunitaires (les cellules dendritiques), une interaction susceptible de stopper la réponse immunitaire. Plus récemment, des anticorps qui reconnaissent deux molécules différentes (des anticorps bispécifiques) sont apparus. Ils permettent de rapprocher deux types cellulaires, notamment une cellule cancéreuse et un lymphocyte T capable de la détruire. C'est par exemple le cas du blinatumomab, indiqué dans le traitement des leucémies aiguës lymphoblastiques.

Ces mécanismes immunologiques sont communs à de nombreux types de cancers et les traitements par immunomodulateurs ont déjà des indications pour plus de dix types de cancers : poumon, rein, sein, vessie, tête et cou, mélanome, maladie de Hodgkin, maladie de Merkel, côlon, pancréas, leucémie… et ils sont évalués pour de nombreux autres cancers en ce moment même.

Malheureusement, ces traitements à première vue extraordinairement efficaces ne sont pas dénués d'effets indésirables, puisqu'ils activent la réponse immunitaire et sont ainsi capables de déclencher des réactions auto-immunes sévères contre des cellules saines, une fois ces fameux freins de l'immunité coupés. On peut ainsi aboutir à une réaction d'immunité trop importante vis-à-vis de nos cellules normales et, par exemple, à des anomalies de fonctionnement de la thyroïde.

Une très récente étude vient d'utiliser l'immunothérapie seule chez des patients atteints de cancers colorectaux localement avancés et inopérables[14]. Les résultats sont… comment dire… miraculeux ! Un mot que, dans ma carrière de médecin, je ne me suis jamais laissé aller à utiliser pour qualifier une nouvelle thérapie. Le but était de diminuer la masse tumorale chez ces patients pour pouvoir les opérer, ce qu'on fait habituellement avec la chimiothérapie. Dans la localisation au rectum de tumeurs avancées, la chirurgie première peut être effectivement très délabrante, débouchant sur la mise en place d'une poche contenant les matières fécales à vie. Seulement voilà, les seize patients traités ont connu une disparition totale de leur tumeur. Oui, 100 % des patients ont eu 100 % de réponse à un traitement médical (contre 10 à 30 % lorsque l'on utilise la radio et chimiothérapie[15]). Du jamais-vu. À l'heure où j'écris ces lignes, nous avons seulement un an de recul et il faudra attendre encore pour savoir s'il s'agit bien de guérison durable. Mais ces patients pourront de toute façon éviter une chirurgie handicapante. Et c'est une incroyable première dans l'histoire de ce type de cancers dits « solides ». Pour que ce traitement fonctionne, il faut cependant qu'existe sur la tumeur un marqueur spécifique d'instabilité génétique (appelé « instabilité microsatellitaire »), qui est présent dans seulement 5 à 10 % des tumeurs.

En effet, le pourcentage de patients répondant à l'immunothérapie est assez faible : de 5 à 30 %, selon les cancers. Ainsi, une difficulté se fait jour, qui consiste à identifier les patients sensibles. Les marqueurs biologiques dont nous disposons sont encore très imparfaits... Cependant, des études montrent déjà que des tumeurs présentant la même instabilité génétique, ou avec un fort taux de mutations, ou exprimant fortement la protéine PD-1 ou encore les tumeurs fortement infiltrées en lymphocytes T, sont plus sensibles à l'immunothérapie. L'intelligence artificielle est également déployée pour identifier des signatures biologiques prédictives de la réponse à l'immunothérapie en combinant les données génétiques et biologiques et celles obtenues par imagerie de la tumeur. Certains travaux portent aussi sur la flore intestinale, le microbiote, largement impliquée dans l'immunité de chacun. Sa composition pourrait être associée à la réponse aux immunomodulateurs. Bref, la recherche fourmille de pistes.

Identifier les personnes qui répondront correctement au traitement est une nécessité médicale urgente. C'est aussi une nécessité économique, car le prix de ces traitements est élevé, de l'ordre de 70 000 à 100 000 euros par an et par patient. Autant dire que bien des systèmes de santé ne peuvent pas se l'offrir, en l'attente d'une décroissance prévisible des coûts.

Avec ces succès, la recherche doit continuer pour améliorer le recours à ces thérapeutiques, par l'identification de nouvelles maladies cancéreuses sensibles, et par la prédiction de leur efficacité au niveau individuel.

LA RÉVOLUTION CAR-T

Une autre innovation totalement disruptive est apparue récemment en immunothérapie, qui combine thérapie génique et thérapie cellulaire. Elle consiste à prélever des cellules immunitaires du malade et à les modifier génétiquement pour mieux les armer contre la tumeur avant de les réintroduire dans l'organisme. Alors mieux préparées et en plus grand nombre, elles viendront y livrer la bataille décisive contre l'envahisseur tumoral. Si cela vous fait penser à *L'Aventure intérieure*, c'est parce que ce n'en est pas très éloigné !

Concrètement, nos chers lymphocytes T sont prélevés dans le sang et modifiés en laboratoire pour qu'apparaissent à leur surface des récepteurs qui reconnaîtront l'antigène tumoral. Une fois modifiées, ces cellules, appelées « CAR-T » (pour *chimeric antigen receptor-T cells*, lymphocytes T à récepteurs d'antigènes chimères), sont multipliées en laboratoire et réinjectées.

Après vingt ans de développement, cette stratégie a été couronnée de succès pour la première fois en 2017, aboutissant à la mise sur le marché de deux médicaments[16]. Dans les leucémies aiguës lymphoblastiques de l'enfant, son application a donné des résultats au-delà de toute espérance. Une étude a été menée sur une trentaine d'enfants et de jeunes adultes qui résistaient à tous les traitements par chimiothérapie, même aux traitements par greffe, puisque la moitié en avait déjà reçu une[17]. Hors d'un traitement expérimental, ces jeunes étaient condamnés aux soins palliatifs. Il n'y avait plus de recours thérapeutiques, sinon l'acharnement. L'essai a obtenu 83 % de réponse favorable, un résultat absolument inespéré. Avec le recul dont nous disposons aujourd'hui, environ 30 à 40 % d'entre eux paraissent totalement guéris, ce qui est déjà un résultat fabuleux. Nous savons aussi malheureusement que certains jeunes patients rechuteront.

Ces cellules CAR-T ont reçu une seconde indication dans le traitement des lymphomes « diffus à grandes cellules B », pardon pour le jargon, pour lesquels des études ont montré une réponse complète à la thérapie cellulaire au bout de deux ans, et ce pour la moitié des patients[18]. Comme dans le cas précédent, ces personnes étaient atteintes de cancers très avancés, très graves, pour lesquels elles avaient déjà reçu de multiples traitements par chimiothérapie auxquels elles ne répondaient plus. Ainsi, dans les deux cas, les résultats obtenus par les cellules CAR-T sont d'autant plus remarquables et encourageants qu'il s'agissait de patients pour lesquels toutes ressources thérapeutiques paraissaient épuisées.

Le traitement par cellules CAR-T offre une nouvelle option aux personnes atteintes de leucémies lymphoblastiques et de lymphomes, en rechute ou réfractaires. Les indications se sont étendues à différents types de lymphomes (lymphome du manteau, lymphome folliculaire, lymphome de la zone marginale) et des études récentes montrent que les CAR-T pourraient même être prescrites en première ligne, autrement dit devenir le traitement de choix devant la chimiothérapie et la greffe de moelle. C'est un cas qui devient fréquent pour les traitements innovants : d'abord employés dans des cas extrêmes, désespérés, ils peuvent, dans les cas favorables, venir ensuite supplanter les traitements habituels, ceux qui avaient montré une efficacité moyenne et qui s'étaient imposés faute de mieux.

Très récemment, le traitement par cellules CAR-T a reçu une autorisation de mise sur le marché des agences européenne (EMA) et américaine (FDA) pour le myélome multiple, un cancer touchant la moelle osseuse. Dans l'étude qui a convaincu les autorités de santé, plus de 80 % de réponses favorables ont été observées chez des patients multitraités qui avaient reçu en moyenne sept lignes de chimiothérapie différentes[19] ; le taux de rémission longue paraît cependant moins important que dans les indications de lymphome ou de leucémie.

Il y avait en 2015, dans le monde, trente et un essais en cours pour les cellules CAR-T. En 2022, on en dénombre plus de six cents. Ces essais concernent des tumeurs très variées, hématologiques mais aussi les tumeurs solides. Ces dernières posent encore un problème de taille : il est bien plus difficile dans ces cas-là de trouver le bon antigène tumoral, la bonne protéine qui servira d'étiquette ou de drapeau à reconnaître pour nos lymphocytes. Dans les tumeurs du sang, les antigènes sont bien exprimés par la cellule cancéreuse, ils lui sont spécifiques et en cela parfaits pour le ciblage : les lymphocytes CAR-T s'attaqueront bien aux cellules qui les expriment et seulement à elles, si bien qu'ils réduiront efficacement la tumeur tout en préservant les tissus sains, qui n'expriment pas l'antigène en question. C'est le cas idéal, celui que les chercheurs visent à reproduire même dans les tumeurs solides. Malheureusement, ils n'y sont pas encore parvenus. Les antigènes trouvés sont moins spécifiques, si bien que les dégâts collatéraux sont souvent importants, les lymphocytes s'attaquant aussi aux tissus sains. Car les effets toxiques d'un traitement à base de CAR-T ne sont pas anodins. Le plus connu est ce qu'on appelle l'« orage cytokinique », une production soudaine et excessive de molécules inflammatoires nommées cytokines. Ce mécanisme a été rendu tristement célèbre dans les cas de Covid-19 sévères, où il a tendance à se produire. Il se manifeste par des symptômes systémiques (fièvre, palpitation, hypotension, insuffisance des fonctions vitales, etc.), ainsi que des toxicités neurologiques (tremblement, trouble de la parole, convulsion, etc.). Une surveillance très attentive est essentielle pour détecter ce syndrome dès les premiers signes de son apparition. Quand il est anticipé, nous savons bien mieux le traiter.

Ces traitements posent aussi une difficulté d'ordre technologique et donc économique, encore une fois. Leur production pour de nombreux patients est très complexe et donc très coûteuse. Il faut des analyses poussées, un éventail d'appareils de pointe, des manipulations d'une extrême technicité, associant des techniques de transfert de gène – le plus souvent par un virus –, et de thérapies cellulaires – un tri des lymphocytes par « plasmaphérèse » et une culture cellulaire pour les multiplier. Son coût total est d'environ 400 000 euros par patient, ce qui est bien sûr exorbitant et place cette solution en dehors du spectre des possibles pour toute autre contrée que les pays riches et, même au sein de ces chanceux territoires, elle est seulement réservée à quelques patients triés sur le volet ; pas nécessairement sur des critères économiques évidemment, mais triés tout de même, puisqu'elle n'est tout simplement pas généralisable, en l'état, à une population importante.

Le système de santé britannique, réputé sévère dans ses évaluations du rapport coût/efficacité des nouveaux médicaments, a mené une étude médico-économique pour les thérapies CAR-T[20]. Le dénominateur choisi est l'efficacité, qui se mesure en nombre d'années de vie sauvées, ce qui, par rapport à d'autres médicaments, lui confère un avantage important : il ne s'agit pas simplement d'allonger la survie d'un mois ou deux, ni de faire un tout petit peu mieux qu'une solution déjà pas mauvaise, mais de sauver, littéralement, des personnes condamnées en l'absence de solution. Le rapport évalue ainsi que, compte tenu de son efficacité, ce traitement resterait envisageable jusqu'à un prix maximum de 600 000 euros. Il peut paraître choquant qu'un système de santé calcule de façon si abrupte le prix d'une année de vie sauvée, mais c'est bien le cas, et il est actuellement difficile de procéder autrement. L'éthique atteint vite sa limite économique ! On pourrait en discuter très longuement, mais ce n'est pas l'objet de ce livre. Je me contenterai donc de comparer ce coût à celui d'autres traitements actuellement disponibles, dont la greffe, d'un coût de 500 000 euros environ. J'ajouterai aussi pour les lecteurs qui craindraient une explosion des profits des laboratoires sur le dos des patients que le coût de production de ce traitement aux cellules CAR-T est de l'ordre de 300 000 euros, soit 50 % du prix final, alors que, dans le cas des thérapies chimiques, ces coûts se situeraient plutôt autour de 10 %... Il faut aussi noter, au titre des critères pertinents, que les traitements à base de cellules CAR-T sont particulièrement adaptés dans des cas de cancers où ils viennent prolonger durablement la survie, voire guérir des enfants condamnés aux soins palliatifs, ce qui bien sûr n'a pas de prix.

LA GREFFE « ALLOGÉNIQUE »

J'ai dit un peu plus haut que le traitement de référence de certaines maladies cancéreuses du sang était l'autogreffe, qui consiste à prélever des cellules de moelle osseuse saines du malade et à les réimplanter ultérieurement à une chimiothérapie. Mais il existe un autre type de greffe, la greffe allogénique, dans laquelle on prélève de la moelle osseuse d'un donneur compatible et non du patient lui-même. Cette technique avait initialement été conçue pour traiter des leucémies aiguës, sans but immunologique particulier. L'idée était simplement d'éliminer les cellules leucémiques en tuant la quasi-totalité des globules blancs du patient, y compris les cellules normales, par chimiothérapie et radiothérapie à très forte dose, avant de réinjecter les globules blancs sains d'un donneur compatible (idéalement de la famille).

Le problème des greffes allogéniques, des greffes avec donneur donc, est toujours le même : la possibilité d'une réaction immunologique particulière appelée « réaction du greffon contre l'hôte », où les cellules du greffon du donneur s'attaquent aux cellules saines du receveur qu'elles identifient comme un « non-soi », un corps étranger à attaquer (ce que, de fait, elles sont !). Mais on assistait à une deuxième réaction immunologique inattendue dans le cas des greffes allogéniques de moelle : les cellules immunocompétentes du greffon, contrairement aux lymphocytes du receveur, reconnaissaient et tuaient les cellules leucémiques résiduelles de ce dernier ; un phénomène qu'on a baptisé « réaction du greffon contre la leucémie » et qui a concentré toutes les attentions.

Cette conséquence essentielle transforme le procédé de la greffe allogénique en une véritable immunothérapie, puisqu'il s'agit bien de s'appuyer sur des cellules de l'immunité pour combattre la tumeur. Cette technique a connu des évolutions majeures, d'une part l'utilisation possible de cellules souches circulantes prélevées non plus dans la moelle mais directement dans le sang du donneur, ce qui facilite beaucoup l'opération, et d'autre part la possibilité de « maturer » et de multiplier les cellules prélevées en laboratoire, avec des facteurs de croissance, avant de les réinjecter chez le malade, ce qui les rend bien plus efficaces.

LES VACCINS

La vaccination stimule et dirige le système immunitaire contre un élément étranger à notre corps, c'est son principe général. La vaccination est donc une immunothérapie, un renforcement du système immunitaire du patient, et non un médicament. En théorie, on pourrait imaginer un vaccin spécifiquement dirigé contre les cellules cancéreuses. Pour cela, on injecterait un antigène tumoral, c'est-à-dire une protéine particulière à la cellule tumorale, qui permettrait par la suite aux défenses immunitaires de la distinguer, de la reconnaître et de déclencher une réaction immunitaire efficace en sa présence.

En pratique, ce n'est pas si simple, faute de disposer d'un antigène générique, présent à la surface de toute cellule tumorale, quelle qu'elle soit. Ces « vaccins anticancers » doivent être nécessairement personnalisés, adaptés à la tumeur du patient, selon leur profil moléculaire particulier. Mais ce n'est pas un problème insurmontable.

Plusieurs vaccins de ce genre sont actuellement à l'essai, bien qu'un seul soit aujourd'hui commercialisé, le sipuleucel-T (absolument imprononçable, n'est-ce pas ?), contre le cancer de la prostate. Pour qu'il fonctionne, il est nécessaire de prélever des cellules spéciales chez le patient, les cellules dendritiques, à partir d'un échantillon sanguin. Elles sont ensuite cultivées *in vitro* et mises en présence d'un antigène tumoral retrouvé dans la plupart des cancers de la prostate (la phosphatase acide prostatique), puis réinjectées chez le patient. Ainsi, elles seront capables de reconnaître cet antigène sur les cellules tumorales et de recruter les lymphocytes T pour tuer les cellules cancéreuses présentes. Une association avec un immunomodulateur peut être envisagée pour lever l'inhibition des points de contrôle, comme on l'a vu précédemment.

La vaccination anticancer présente un avantage théorique, qui est de s'appuyer sur la mémoire de la réponse immunitaire, cette faculté de notre organisme à apprendre à se protéger et à réagir vite et bien à toute contamination nouvelle par l'agent indésirable. En théorie, cela paraît être l'arme absolue pour prévenir la rechute, le principal écueil de nos thérapies actuelles.

Plus exotique, on a observé dans différentes études qu'une stimulation de la réponse immunitaire globale par l'utilisation de vaccin anti-infectieux pouvait fonctionner à elle seule. C'est le cas de l'utilisation du BCG (le vaccin antituberculeux que nous connaissons tous) chez des patients atteints de cancer de la vessie, qui se trouve être associé à une réponse antitumorale prolongée, sans que le mécanisme soit clairement identifié à ce jour.

Signalons enfin que, lorsqu'il s'agit d'un cancer induit par un virus, comme le cancer du col de l'utérus ou les hépatocarcinomes, la vaccination antivirale préventive contre ce virus fonctionne à merveille. Elle est un excellent moyen de lutte contre le cancer induit, qui n'apparaîtra tout simplement pas, puisqu'elle permet d'éviter l'infection virale qui en est responsable. Le vaccin anti-HPV chez les jeunes filles, pour prévenir le cancer du col utérin, est ainsi d'une très grande efficacité. Mille décès par an par ce cancer pourraient être évités en France s'il était généralisé, de même que 3 000 cancers invasifs nécessitant l'ablation de l'utérus, parfois chez des femmes jeunes, en âge de procréer[21]. Par ailleurs, 3 300 autres cas de cancers sont liés au virus HPV, comme certains cancers de la bouche, dont celui présenté par l'acteur américain Michael Douglas par exemple, ou d'autres touchant l'anus ou le pénis. Car si les femmes sont les plus touchées, plus de 1 000 cancers surviennent chez des hommes. La recommandation de vaccination s'est donc étendue aux jeunes hommes. Rappelons que plus de 80 % des personnes seront exposées à ce virus, dont 60 % durant la première année de vie sexuelle.

Nous sommes tous libres de nos actions et de nos opinions, bien sûr, mais il n'est plus acceptable que des théories fausses sur les vaccins, quand elles ne sont pas de nature complotiste, soient véhiculées par certains, parfois médecins. Il s'agit ici de véritable « infox ». À l'origine de leur thèse pseudo-scientifique, une observation qui n'a jamais été confirmée : la vaccination serait susceptible de déclencher la sclérose en plaques. En 2015 en France, une étude portant sur 2,2 millions de jeunes filles vaccinées et non vaccinées a montré qu'il n'y avait pas plus de sclérose en plaques ni de maladies auto-immunes chez les jeunes femmes vaccinées que chez les non vaccinées[22].

L'argumentaire « antivax » n'en reste pas moins souvent construit sur des risques théoriques non démontrés. Pourtant, la balance bénéfices/risques de ces vaccins anti-HPV est aujourd'hui largement favorable et notre recul amplement suffisant. Plusieurs millions de jeunes femmes vaccinées depuis plus de dix ans le montrent : le vaccin anti-HPV est inoffensif et il fait plonger la fréquence des cancers invasifs du col de l'utérus… Ce dernier est d'ailleurs en voie d'éradication en Australie, probablement le pays ayant mis en place la campagne de vaccination la plus précoce et importante[23]. Rappelons qu'en France, il est recommandé de vacciner les filles et les garçons entre l'âge de 11 et 14 ans.

7

LES THÉRAPIES CIBLÉES

Les thérapies ciblées sont à l'origine des avancées les plus spectaculaires des dernières années dans la lutte contre le cancer, parce qu'elles la bouleversent et la renouvellent par bien des aspects. Elles sont bien sûr une voie d'avenir, une formidable piste de recherche, mais pas seulement. Elles s'associent ou font déjà mieux que la chimiothérapie dans certaines situations. Et je ne parle pas ici de médecine de pointe inhérente à de grands centres ayant une activité de recherche, mais de pratique courante. Ce n'est déjà plus ce qu'on appelait la médecine de demain, mais bien la médecine d'aujourd'hui. Elles sont prescrites en France dans de nombreuses indications touchant à tous les types de cancers dans le soin courant, dont elles sont devenues parfois le standard. Elles complémentent ou concurrencent déjà la chimiothérapie.

Paradoxalement, bien qu'elles soient très efficaces et utilisées pour de nombreux cancers, ces thérapies sont encore mal connues du grand public car leur mécanisme d'action est complexe et que, derrière une appellation unifiée, elles sont en réalité très diverses. Le plus souvent, elles ne s'adressent de ce fait qu'à une petite partie des patients qui présentent la cible moléculaire. Ce qui les relie toutes, c'est de faire appel aux caractéristiques génétiques de la tumeur comme premier élément de diagnostic plutôt qu'à son organe d'origine. Le principe est le suivant : repérer un facteur génétique particulier dans la tumeur et, à partir de celui-ci, construire un traitement qui stoppera sa prolifération. La condition d'application d'une thérapie ciblée n'est plus ainsi le type tumoral (cancer du poumon ou de la thyroïde, par exemple) mais l'expression d'une anomalie génétique causale par la tumeur, qui va devenir la cible de la thérapeutique (en l'occurrence, pour l'exemple cité, un gène appelé RET).

C'est une médecine de précision, qui s'attaque à un mécanisme spécifique, propre à la cellule cancéreuse, quand la chimiothérapie s'oppose sans discernement à la prolifération de toutes les cellules de notre corps. C'est aussi une médecine personnalisée, une discipline en plein essor qui s'appuie sur les progrès de la génomique et de la génétique, pour individualiser la thérapie ciblée adaptée à chacun. En 2018 et 2019, sur 107 nouvelles indications approuvées par l'Agence américaine du médicament, près de la moitié étaient des thérapies ciblées. Deux tiers en 2021[24]. Leurs indications s'étendent de plus en plus à d'autres organes et à d'autres stades. Il existe aujourd'hui plus de 100 thérapies ciblées autorisées en cancérologie en France, dont plusieurs ont des indications multiples, afin de traiter des cancers de sites ou de stades différents. Plus de 1 000 médicaments sont actuellement en développement et 8 161 essais thérapeutiques en phase III sont en cours en juin 2022, le dernier niveau de preuve requis avant la demande d'homologation.

AU COMMENCEMENT ÉTAIT LE CHROMOSOME DE PHILADELPHIE

Dans les années 1960, un biologiste américain du nom de Peter Nowell étudie les cellules sanguines de malades victimes d'une des leucémies les plus fréquentes, la leucémie myéloïde chronique. À cette époque, l'analyse génétique est très sommaire et consiste tout juste à observer les chromosomes de la cellule, guère plus. Pourtant, Nowell parvient à en tirer une information capitale : il s'aperçoit que, plus de neuf fois sur dix, on observe dans les cellules des patients un petit chromosome anormal. Il y a donc une anomalie génétique sous-jacente, commune à toutes ces leucémies. Dans l'état des connaissances du moment, il lui est impossible d'aller plus loin. Il pose malgré tout l'hypothèse que cette leucémie et probablement d'autres cancers proviennent d'une anomalie génétique que seule exprime la cellule cancéreuse. Par ailleurs, il a l'élégance (rare) de ne pas donner à cette anomalie son propre nom, mais le nom de sa ville. C'est ainsi qu'a été découvert le chromosome de Philadelphie, l'anomalie génétique à l'origine de ces leucémies.

Dix ans après, la génétique a progressé. On savait alors colorer les chromosomes et observer différentes bandes qui correspondaient à des régions bien précises, qui se succédaient un peu à la manière d'un code-barres et qu'on a appris à répertorier. Janet Rowley, médecin new-yorkaise, a montré que l'ordre des bandes des chromosomes était modifié dans les leucémies myéloïdes chroniques, toujours de la même manière, quel que soit le patient. Cette anomalie associe toujours des bandes du chromosome 9 et d'autres du chromosome 22, qui se retrouvent cassées et ressoudées (on dit « transloquées », en jargon génétique).

On approchait du but, mais il a fallu attendre dix ans encore pour que, en 1980, on élucide le mécanisme à l'origine de l'anomalie génétique du chromosome de Philadelphie et son fonctionnement qui aboutit à déclencher le cancer d'une cellule sanguine, le globule blanc. Grâce aux progrès de la technologie de séquençage, les chercheurs ont examiné en détail la « soudure » des deux chromosomes et ils se sont aperçus qu'il existait là un gène monstrueux, issu de la fusion de deux gènes normaux des chromosomes 9 et 22. Ces deux gènes accolés étaient « cassés » : il en manquait un bout à chacun. Or, parmi ces deux gènes figurait le gène ABL1, le gène fort de la prolifération du globule blanc. Le gène anormal, constitué des bouts accolés de ces deux gènes cassés, un gène « chimérique » ainsi appelé par analogie aux chimères de la mythologie grecque – ces êtres à la fois lion, chèvre et serpent –, était responsable d'un signal de prolifération fou. Tout s'éclairait. La cellule porteuse de cette anomalie entrait dans une prolifération incontrôlable : la voie du cancer. Les chercheurs avaient élucidé le « *primum movens* », la cause première, de la cancérisation du globule blanc dans ce type de leucémie.

Il a fallu vingt ans encore pour développer un médicament qui parvienne à s'opposer spécifiquement à ce mécanisme. La protéine ABL1, celle que le gène sain permet de produire, est responsable de la prolifération cellulaire en vertu de sa fonction biochimique de tyrosine kinase. On a donc développé des molécules qui bloqueraient l'action et inhiberaient cette protéine. C'est ainsi que le laboratoire Novartis a testé le premier un inhibiteur appelé imatinib dans des études thérapeutiques au cours des années 2000. Le résultat de cette étude a été un grand succès de l'histoire de la cancérologie. En 1980, on mourait neuf fois sur dix de cette leucémie, alors que le traitement chimiothérapique existait déjà ; aujourd'hui, grâce à cette thérapeutique ciblée, on en guérit neuf fois sur dix[25].

Je m'arrête là, même s'il y a encore beaucoup à dire sur l'histoire des thérapies ciblées. D'autres que moi l'ont déjà fait et avec talent, notamment mon regretté maître Axel Kahn dans son ouvrage *Histoire de la thérapie ciblée*[26], que je vous enjoins à lire pour mieux connaître cette famille de traitements qui fait aujourd'hui partie intégrante de notre arsenal.

DES CIBLES « AGNOSTIQUES »

Il n'y a pas un cancer, mais des cancers. Leurs différences se traduisent sur tous les plans : clinique (agressivité variable), biologique (présence de marqueurs microscopiques ou biochimiques), mais aussi et surtout, génétique. La réponse du patient à une thérapie ciblée donnée sera ainsi bien plus dépendante de la présence de l'anomalie génétique cible que de l'organe source de la tumeur. Elle est susceptible de fonctionner quel que soit l'organe touché… comme elle peut s'avérer inefficace à résorber la tumeur d'un patient donné alors qu'elle en a soigné un autre atteint au même endroit. La différence : la présence d'une anomalie génétique cible.

Les gènes BRCA1 et 2 sont un peu plus connus depuis que l'actrice Angelina Jolie, qui porte cette prédisposition génétique au cancer du sein, a opté publiquement pour l'ablation préventive. Sept femmes sur dix porteuses de cette mutation génétique risquent en effet de développer un cancer. Mais le sujet n'est pas ici les mesures de dépistage et de prévention que la génétique rend possible, que j'ai traité dans un précédent ouvrage[27]. Je m'attarderai ici sur ce qui est moins connu : le volet thérapeutique.

Ce qui est remarquable, c'est que les chercheurs aient pu imaginer une stratégie thérapeutique à partir du gène, une stratégie qui fonctionne pour le cancer du sein, mais aussi pour le cancer de l'ovaire, du pancréas et même de la prostate, pour peu que ces mêmes gènes en soient à l'origine. Le succès de cette thérapie ciblée est stupéfiant. Dans le cancer de l'ovaire, le taux de rémission des patientes qui présentent une tumeur liée à ces gènes (environ le quart de toutes les tumeurs considérées) est passé de 35 % avec la chimiothérapie seule à 70 % avec la thérapie ciblée. Signalons au passage le rôle important des Français, au niveau mondial, dans ces recherches cliniques, notamment celui des professeurs Isabelle Ray-Coquard et Éric Pujade-Lorraine[28].

COMMENT ÇA MARCHE ?

Durant notre vie, les lésions de l'ADN de nos cellules sont très fréquentes, elles sont notamment produites par l'effet de l'environnement. On en dénombre plusieurs milliers par jour dans un organisme sain[29]. Heureusement, nos cellules ont un système, composé de plusieurs protéines, qui détecte les lésions et les répare. Dans ces réparations de l'ADN, les gènes BRCA* occupent une place centrale en se chargeant des cassures dites « double brin » (impliquant les deux brins qui constituent notre ADN). Quand les gènes BRCA ne fonctionnent pas bien, lorsqu'ils ont subi une mutation par exemple, la cellule se trouve dans l'incapacité de réparer ces cassures. Les lésions s'accumulent, comme dans le cas du gène chimérique de la leucémie, pour aboutir

* BRCA 1 et BRCA 2.

à des monstruosités génétiques qui conduisent la cellule normale à la prolifération anarchique cancéreuse.

La stratégie mise en place pour lutter spécifiquement contre ce mécanisme dans les cellules est tout bonnement géniale. Il s'agit d'appuyer là où ça fait mal : sur le tendon d'Achille de la cellule tumorale, à savoir sur son incapacité partielle à s'autoréparer. L'astuce, c'est que cette faculté de réparation de l'ADN n'est pas le fait d'un seul mécanisme, mais de plusieurs. Comme la cellule cancéreuse en conserve certains, elle parvient à perdurer et même à proliférer malgré son défaut de conception initial – c'est bien là tout le problème. Les chercheurs en ont dérivé un plan audacieux : inhiber *l'autre voie* de réparation, la voie « PARP ». Comme la cellule cancéreuse ne marchait déjà plus que sur une jambe en quelque sorte, faute de disposer de la voie BRCA, la priver de cette seconde jambe entraîne une telle accumulation de défauts, de cassures génétiques, que la cellule se détruira d'elle-même par suicide (l'apoptose dont j'ai parlé précédemment). Les chercheurs ont ainsi conçu des médicaments capables d'inhiber cette autre voie de réparation de l'ADN, que l'on appelle les inhibiteurs de PARP. Les cellules tumorales en meurent et, quant aux cellules normales, il leur reste la voie BRCA, si bien que les effets du médicament sont minimes !

Le passage de la théorie à la pratique de cette thérapie ciblée a été l'un des plus rapides de l'histoire de la cancérologie et les résultats obtenus parmi les plus forts jamais enregistrés. D'abord réservée au traitement du cancer de l'ovaire, où elle a montré qu'elle réduisait de deux tiers les récidives, l'utilisation s'est étendue avec succès aux formes avancées de cancer du sein, de la prostate et du pancréas. En 2021, une autre marche importante vient d'être franchie : en administrant le médicament à des femmes présentant un cancer du sein précoce, encore localisé et qui présente l'anomalie d'un gène BRCA, on évite la récidive chez 40 % des femmes qui auraient rechuté sans thérapie ciblée[30].

Dans les situations de cancers avancés ou métastatiques, les effets secondaires et la qualité de vie sont par ailleurs très nettement en faveur des inhibiteurs de PARP par rapport à un traitement par chimiothérapie. Bien sûr, ces médicaments ne sont pas anodins. Ils peuvent occasionner des troubles secondaires eux aussi, des anémies, des anomalies des globules blancs, de la fatigue, des troubles digestifs notamment. Mais en la matière, la chimiothérapie fait pire, comme le montrent les études comparatives… Les conséquences indésirables à long terme des thérapies ciblées devront être surveillées.

Le progrès de la lutte contre le cancer par les thérapies ciblées ne consistera pas à trouver un remède pour chaque cancer donné (du sein, du foie, du poumon, etc.), mais pour chaque cible génétique qu'on aura su identifier. Une certaine proportion de cancers concernés devra présenter cette cible indépendamment de l'organe considéré. Les mutations de BRCA sont relativement rares : 3 à 5 % pour les cancers du sein, 5 à 10 % pour les cancers de la prostate et du pancréas, 25 % pour les cancers de l'ovaire[31]. Les esprits chagrins ne manquent pas de le souligner : à l'heure actuelle, ce traitement par inhibiteur de PARP ne peut pas soigner tout le monde, il soigne même relativement peu de gens. Il faut savoir rester humble sur les progrès accomplis. Cependant, si nous progressons de la sorte, de façon régulière, assurant par palier la guérison de 5 à 10 % de patients supplémentaires, nous pourrions bien finir par vaincre le cancer dans les générations futures.

Contre le cancer du poumon, on dénombre aujourd'hui plus d'une dizaine de thérapies ciblées. La liste des mutations identifiées est aussi longue (et rébarbative) qu'éloquente à sa manière : EGFR, ALK4, KRAS, ROS1, MET, NTRK, RET, HER2, ALK, BRAF… Certaines sont extrêmement rares, toutefois. RET et NTRK ne concernent qu'un à cinq patients sur 1 000, si bien qu'elles ne sont pas systématiquement recherchées. C'est dommage car nous avons aujourd'hui des possibilités décuplées d'analyses génétiques, techniquement réalisables dans nos laboratoires, et la rareté de ces mutations n'a d'égal que le taux de réponse spectaculaire chez ces malades aux thérapies ciblées, capables d'être très efficaces dans environ deux tiers des cas.

Une des difficultés actuelles d'homologation est que la rareté de ces tumeurs empêche la réalisation des études de validation dites de phase III, pour lesquelles il faut beaucoup de patients. De plus, il n'est pas toujours éthique de proposer le bras contrôle dans une situation où l'on est quasiment sûr que le médicament ciblé assurera un bénéfice. En cela, la doctrine de l'Autorité française du médicament est plus restrictive que celle des agences européenne (EMA) et américaine (FDA) qui autorisent la prescription avant ces validations conventionnelles (sur la base d'études dites de phase II).

LES DIFFÉRENTES THÉRAPIES CIBLÉES

En général, les gènes qui servent de cibles aux thérapies ciblées sont impliqués dans la prolifération cellulaire et son contrôle. Les mécanismes moléculaires qui aboutissent à un excès de prolifération sont cependant d'une grande variété. Plusieurs centaines de facteurs connus y contribuent, dont les hormones, leurs récepteurs, les facteurs de croissance, les oncogènes, les gènes suppresseurs de tumeur, les gènes de la réparation, les gènes qui permettent à la tumeur de se nourrir… Autant de cibles potentielles pour des thérapies ciblées.

La découverte des oncogènes, les gènes qui favorisent le cancer, a valu le prix Nobel de médecine à Harold Varmus et Michael Bishop. Il s'agit d'une grande famille de gènes qui transmettent, souvent de façon anormale, le signal de prolifération de la cellule en l'amplifiant. Les cibler paraît tout naturel, encore fallait-il les repérer d'abord !

Dans le cas des protéines kinases, déjà évoquées, il s'agit de bloquer le signal de prolifération transmis par ces protéines depuis la surface cellulaire. Afin de contrer leur effet prolifératif, on peut adopter deux stratégies : soit un inhibiteur biochimique de l'activité enzymatique, soit un anticorps qui bloque son récepteur, qui l'occupe et empêche ainsi la transmission du signal. Dans le cancer du sein avec anomalie du récepteur HER2, présent chez 15 % des patientes, l'anticorps trastuzumab a permis de diminuer de plus de moitié les récidives. La communication des résultats en 2006 au Congrès américain de cancérologie (ASCO) avait suscité un tel émoi de la communauté médicale mondiale que la salle s'est levée et a applaudi pour saluer ces résultats exceptionnels.

Les hormones et leurs récepteurs constituent une autre grande famille de gènes de la prolifération. Les cancers du sein sont par exemple très sensibles à l'influence des œstrogènes. On utilise donc cette action proliférante des œstrogènes sur la cellule du sein pour traiter les cancers avec des anti-hormones. De la même façon, les androgènes constituent chez l'homme des facteurs favorisant du cancer de la prostate et les anti-androgènes sont utilisés efficacement pour le traiter.

Les gènes de la transmission du signal à l'intérieur de la cellule sont regroupés sous le terme biologique de « voie de transduction » ou « voie de signalisation ». À l'intérieur de la cellule, une fois le signal de prolifération capté par un récepteur hormonal ou une tyrosine kinase, des seconds messagers interviennent en cascade, un peu comme dans un système d'engrenages, pour transmettre au noyau cette instruction qui le forcera à répliquer son ADN. Ces signaux sont autant de cibles pour les thérapies ciblées. Citons l'exemple de BRAF, dont les inhibiteurs ont donné d'incroyables résultats contre le mélanome métastatique. Enfin, de nombreuses cibles nouvelles sont actuellement en développement, comme les MAP kinases, PIK3CA, mTOR ou NF-KappaB, autant de gènes impliqués dans les voies de signalisation de la cellule.

Aujourd'hui, les recherches s'intéressent également de près aux molécules pro-apoptotiques. L'apoptose est un mécanisme biologique très élaboré, actif, à ne pas confondre avec la mort cellulaire par nécrose qui n'est pas contrôlée par la cellule (par exemple, lors d'une brûlure). L'idée est ici d'enclencher le processus de mort cellulaire de la cellule cancéreuse en activant les protéines qui la stimulent, ou bien de s'opposer aux protéines naturellement « anti-apoptotiques ». Plusieurs exemples de ces stratégies existent, comme le navitoclax, inhibiteur des protéines de la famille BCL qui sont anti-apoptotiques. Ce médicament induit l'apoptose des cellules leucémiques et il est homologué pour le traitement de certaines leucémies lymphoïdes chroniques. D'autres molécules sont à l'étude.

Dans le même ordre d'idée, plutôt que de la forcer à se suicider, on peut asphyxier la tumeur en la privant de son apport indispensable en oxygène. Une tumeur a constamment besoin de créer de nouveaux vaisseaux sanguins, des néovaisseaux, pour se nourrir et continuer à croître. Des molécules dites « anti-angiogéniques » ont donc été conçues spécifiquement pour inhiber les gènes* de la fabrication de ces néovaisseaux. Elles sont aujourd'hui prescrites dans de nombreux cancers comme ceux du rein, du sein, de l'ovaire, du côlon ou du poumon.

Nous avons vu avec les inhibiteurs de PARP que l'inhibition de la réparation était une façon de mettre à mal la cellule cancéreuse, notamment lorsqu'elle connaît déjà un déficit de réparation, comme dans le cas des mutations BRCA. D'autres cancers présentent un défaut de la réparation sans que cela soit lié à une mutation du gène BRCA. Plusieurs laboratoires ont ainsi développé des tests moléculaires diagnostiques pour dépister ces défauts de réparation que l'on appelle déficience de la réparation homologue (HRD) et les inhibiteurs de PARP ont montré leur efficacité dans ces situations. Les tests permettent de chercher les « cicatrices génomiques » qui signifient la présence d'un défaut dans la réparation cellulaire. Pour cela, ils mesurent le taux de chromosomes cassés dans la cellule. Les résultats dans l'ovaire sont déjà probants, permettant de prescrire des médicaments à 50 % des patientes ainsi identifiées avec une grande efficacité. La HAS a donné en juillet 2022 un avis favorable pour le remboursement de ces tests[32].

* C'est le cas de l'inhibiteur de vEGF comme le bevacizumab, utilisé en France sur le cancer de l'ovaire, du poumon et du rein notamment.

DES LIMITES ET DES DIFFICULTÉS D'ACCÈS

Aujourd'hui, les thérapies ciblées ne sont pas la parade absolue contre le cancer car les cibles génétiques autorisant un traitement ne sont présentes que dans relativement peu de cas. Par ailleurs, il existe des patients non répondeurs ou qui deviendront résistants au cours du temps : ils échapperont au traitement selon le même mécanisme que dans les autres thérapies, cette dérive génétique de la tumeur soumise à la sélection déjà longuement évoquée dans cet ouvrage.

Cependant, des guérisons « miraculeuses » ont déjà été observées. Les mélanomes et les cancers du poumon métastatiques étaient réputés incurables avant l'ère des thérapies ciblées. Aujourd'hui, pour les tumeurs présentant les bonnes cibles, certains patients qu'on aurait il y a vingt ans condamnés aux soins palliatifs poursuivent encore leur thérapie ciblée et ne présentent aucun signe de rechute. Au point qu'une question nouvelle, une question inédite vient se poser : quand arrêter le traitement ? Sont-ils définitivement guéris ? Le simple luxe de pouvoir se poser cette question en dit long sur les progrès accomplis.

Qui pourra bénéficier de ces progrès ? L'accès aux thérapies ciblées dépend bien sûr des autorisations d'utilisation et de remboursement de ces médicaments, mais aussi de nos capacités à réaliser les tests génomiques, les seuls capables d'identifier ces fameuses cibles. Du côté légal, celui de l'accès pur et simple aux médicaments, saluons le nouveau dispositif mis en place par la réforme de l'accès transitoire appelé aujourd'hui « accès précoce », mis en place en juillet 2021[33]. C'est une grande avancée qui a déjà permis aux malades d'en bénéficier. Par exemple, des femmes présentant des cancers du sein BRCA ont pu bénéficier des inhibiteurs de PARP. Précisons qu'il s'agit dans l'étude princeps de femmes de 42 ans de moyenne d'âge auxquelles on évite la récidive dans 40 % des cas[34]. Ne pas accélérer cet accès aurait constitué une perte de chance inacceptable.

L'autre variable importante, celle de la réalisation des tests génomiques, est plus problématique. Il est bien évident que s'ils ne sont pas réalisés, ou seulement partiellement, on se prive de cibles et donc de thérapies ciblées. Or, aussi étonnant que cela puisse paraître, les analyses génétiques ne sont toujours pas remboursées par la Sécurité sociale sur le sol français. Elles sont actuellement prises en charge par le système transitoire de transfert de l'innovation mis en place par la Direction générale de l'offre de soins qui porte le nom technique de RIHN (Référentiels des actes innovants hors nomenclature). Le RIHN censé évaluer l'intérêt médical des actes innovants pour accéder au remboursement par la Sécurité sociale est malheureusement trop inerte et les évaluations ne se font pas avec la réactivité suffisante. Il crée de plus des tensions financières entre les établissements prestataires qui réalisent les analyses et les établissements bénéficiaires qui les demandent pour leurs malades, les premiers facturant la prestation aux seconds avec un reste à charge. Ce système ne peut qu'aboutir à l'iniquité, un fait dénoncé par Axel Kahn dans le plaidoyer de la Ligue nationale contre le cancer adressé à notre ancien ministre de la Santé Olivier Véran, un texte cosigné par la Fédération française des centres de lutte contre le cancer Unicancer et les sociétés savantes, dont la Société française de médecine prédictive et personnalisée[35]. Axel Kahn m'avait confié que l'histoire était partie d'un coup de fil d'un cancérologue niçois, dont la demande d'examen génétique pour son patient avait été refusée par la direction de l'établissement, au prétexte de son coût… Axel Khan s'était engagé dans ce dernier combat professionnel en même temps qu'il s'engageait dans un combat personnel contre le cancer, qu'il allait mener avec le courage que l'on sait. L'action d'Axel a été complétée d'un avis de l'Inspection générale des affaires sociales que je vous livre textuellement tant il est explicite : « Mesure 31 : modifier les modalités de régulation du référentiel des actes innovants hors nomenclature (RIHN) en supprimant la règle du "prescripteur payeur", en définissant des référentiels de prescriptions et en assurant des contrôles de façon à sortir du système d'enveloppe fermée à montant constant tel qu'il existe depuis 2015[36] ».

Le ministère de la Santé a saisi la Haute Autorité de santé (HAS) pour statuer sur la cotation de ces actes en octobre 2021. La HAS a inscrit à son calendrier d'évaluation l'examen de ces actes au second semestre 2022[37]. Les sociétés savantes et les associations de patients sont mobilisées et vigilantes concernant l'avancée de ces travaux. Les pertes de chances pour les malades qui n'auraient pas accès aux tests ou aux médicaments seraient importantes.

Plusieurs facteurs expliquent à mon sens les lenteurs du transfert d'innovation. D'une part, la vitesse d'apparition des nouvelles indications de médicaments liées à des marqueurs génomiques s'est incroyablement accélérée. En 2010, les indications des thérapies ciblées se comptaient sur les doigts d'une main, aujourd'hui il y en a plus de cent. En 2021, deux tiers des cinquante drogues approuvées aux États-Unis reposaient sur la génétique humaine, majoritairement dans le cancer[38]. Par ailleurs, la génétique est restée aux yeux du grand public comme des décideurs politiques (et même de certains médecins) un outil de recherche et non de diagnostic ou de thérapeutique. Des personnes de mon entourage, parfois proches, me disent encore régulièrement : « Ça avance, tes recherches ? Est-ce que tu vois quand même des patients ? », alors que c'est mon activité principale, de voir des patients ! J'utilise les informations de la génétique pour mieux prévenir ou mieux traiter les personnes qui me consultent. Ce n'est pas de la recherche, c'est du soin courant… Je n'ai plus touché à une souris depuis ces pauvres souris « nudes » en 1995. Paix à leurs âmes.

Enfin, il est fréquent en France de critiquer nos institutions ou nos tutelles. Plus généralement, de critiquer tout court ! Je fréquente depuis longtemps les agences, l'Institut national du cancer, l'Agence de la biomédecine et la HAS, pour des évaluations ou expertises. Je ne m'interdis pas la critique, franco-française, j'en conviens. J'ai donc manifesté bien des fois auprès d'elles, au nom de sociétés savantes dont je fais partie ou en tant qu'expert, que des besoins médicaux urgents n'étaient pas assouvis correctement ou assez rapidement[39]. Pourtant, il me faut l'admettre : je n'y ai rencontré que des personnes bienveillantes, à l'écoute, disposées à bien faire. Mais ces agences sont à mon sens sous-dimensionnées aujourd'hui, alors que leur nécessité va croissant et que leur quantité de travail augmente en proportion. Songez qu'en 2022, la HAS a un cahier des charges qui compte deux cents points de vigilance à vérifier pour évaluer des dispositifs et des actes aussi différents que des applications numériques issues de l'intelligence artificielle, des pansements chirurgicaux, des analyses biologiques complexes ou encore la chirurgie des personnes transgenres ou le parcours d'un patient diabétique[40] ! Il faudrait probablement beaucoup plus de bras et de commissions permanentes pour mener toutes ces évaluations à bien, avec la réactivité adéquate.

Il faudra aussi accepter que dans ces commissions siègent des spécialistes qui ont piloté des études de médicaments car ce sont eux, souvent, les meilleurs experts. Aujourd'hui, on considère à l'inverse que les études qu'ils ont conduites leur interdisent d'expertiser des traitements en raison des liens d'intérêt formés. Ces personnes ont souvent travaillé toute leur vie sur des sujets pointus dont ils sont devenus les experts incontestés (raison pour laquelle on leur a confié ces études). Se priver de leur analyse est tout de même bien dommage. De la même façon, les présidents de sociétés savantes sont aujourd'hui exclus de ces commissions. Ce principe d'absence de tous liens d'intérêt paraît théoriquement idéal, mais va, il me semble, loin du côté des précautions et se fait au détriment de l'expertise. Car une fois ces personnes ayant divers liens d'intérêt mises de côté, il reste souvent peu d'experts… d'intérêt ! Ce n'est pas le cas dans d'autres pays, notamment anglo-saxons, où on demande simplement aux experts consultés de déclarer ce type de liens sans les exclure de ces expertises.

8
LES AUTRES THÉRAPIES

Amener le médicament directement dans la cellule tumorale : voilà le grand défi que s'est proposé de relever toute une cohorte de thérapies novatrices. Le problème qui se pose est le suivant : guérir un cancer exige d'éliminer totalement les cellules tumorales, ce qui impose l'utilisation de molécules hautement toxiques et génère en conséquence les effets indésirables que l'on sait, par les dégâts collatéraux sur les cellules saines. Par ailleurs, l'administration indirecte du traitement, par voie intraveineuse la plupart du temps, implique qu'une certaine quantité de molécules est dégradée par l'organisme avant de parvenir aux cellules tumorales, ce qui oblige à en augmenter les concentrations pour conserver à l'arrivée la capacité de destruction nécessaire : une toxicité en pure perte. Véhiculer les molécules de chimiothérapie ou d'autres traitements jusqu'à la cellule cancéreuse tout en protégeant le principe actif au cours de ce parcours à travers l'organisme, voilà la gageure. La surmonter améliorerait l'efficacité du traitement en même temps que cela diminuerait la toxicité de la chimiothérapie. On comprend que les chercheurs s'y attellent car l'enjeu est grand et les succès sont déjà là !

L'ADMINISTRATION DE LA CHIMIOTHÉRAPIE AU SITE TUMORAL

La première méthode qui vient à l'esprit, conceptuellement la plus simple, consiste à venir appliquer les molécules toxiques de chimiothérapie directement dans la zone de la tumeur, plutôt que les acheminer par intraveineuse comme c'est le plus souvent le cas. Par exemple, lorsque des cellules cancéreuses se sont propagées dans la cavité abdominale, il est possible d'injecter la chimiothérapie directement dans l'abdomen, plus précisément dans la cavité péritonéale, l'espace délimité par les membranes qui tapissent l'intérieur de notre abdomen (le péritoine). Le même genre d'utilisation locale de la chimiothérapie est également possible au niveau du thorax pour les cancers développés aux dépens des membranes qui recouvrent le poumon (la plèvre) et forment la cavité pleurale, ou bien encore, dans le cas de tumeurs cérébrales, au niveau des enveloppes du système nerveux central. On parle dans tous ces cas de « chimiothérapie intra-cavitaire ». Mais il peut également s'agir d'injecter la chimiothérapie dans l'artère qui nourrit la tumeur, voire tout simplement de l'administrer directement à son contact.

La chimiothérapie intra-artérielle

Pour les tumeurs hépatiques dites « secondaires », c'est-à-dire celles qui, issues d'autres organes, se sont propagées au niveau du foie, de même que pour des tumeurs ophtalmiques rares de l'enfant (rétinoblastome), on peut aujourd'hui limiter la chimiothérapie à une section du réseau sanguin plutôt que d'inonder tout le système de ces molécules toxiques.

Ainsi, dans le cas d'une tumeur hépatique, un petit tuyau peut être placé temporairement dans l'artère hépatique, qui servira de cathéter pour la distribution de la chimiothérapie. Cette approche permet des doses nettement plus importantes qu'une administration par voie veineuse. La chimiothérapie intra-artérielle entraîne ainsi moins d'effets secondaires que la chimiothérapie standard. Elle donne de bons résultats chez les patients qui ne sont pas candidats à un traitement standard ou qui résistent aux autres traitements.

Pourquoi ne pas généraliser cette approche ? Tout simplement parce que la plupart des cancers ne le permettent pas. C'est l'anatomie vasculaire particulière du foie qui permet ces traitements locaux via son artère principale. Le flux sanguin et l'oxygénation du foie sont assurés pour partie par l'artère du foie, mais aussi, et beaucoup, par sa veine (appelée « veine porte »), ce qui est rare pour un organe. Généralement, les veines n'assurent pas cette fonction d'oxygénation, elles se contentent d'évacuer le sang « usé ». Or, il se trouve que les tumeurs du foie sont principalement vascularisées par l'artère hépatique, alors que le reste de l'organe l'est principalement par la veine porte. Le traitement des tumeurs en utilisant la voie artérielle permet ainsi d'administrer l'agent thérapeutique en épargnant dans une certaine mesure le tissu hépatique sain.

Dans le cas d'une tumeur rare de l'enfant appelée « rétinoblastome », c'est exclusivement l'artère ophtalmique qui nourrit la tumeur, si bien que là aussi une chimiothérapie intra-artérielle est possible. C'est souvent le seul moyen d'éviter l'ablation de l'œil ou sa radiothérapie (qui fait perdre la vue). Le traitement nécessite une courte hospitalisation, il est réalisé en deux à trois séances espacées de trois ou quatre semaines. Comme pour son homologue intra-hépatique, cette chimiothérapie est réalisée lors d'une artériographie (examen d'imagerie de l'artère). La piqûre (ou « ponction ») est faite souvent au pli de l'aine et un cathéter est introduit au niveau de l'artère fémorale, dirigé vers l'artère carotide au niveau du cou, puis jusque dans l'artère ophtalmique sous contrôle radiologique, à l'aide d'un écran.

Dans le même ordre d'idée, mais un but thérapeutique différent, on peut se servir de l'alimentation exclusive d'une tumeur à une artère pour la priver de sa nourriture sanguine. On peut par exemple coupler à la chimiothérapie des microbilles qui vont venir « emboliser », c'est-à-dire boucher les petites voies d'accès sanguines de la tumeur et ainsi la priver de sang, ce qui la détruira. De même, on peut obtenir un phénomène d'embolisation semblable en injectant des molécules radioactives couplées aux microbilles qui amplifieront les effets toxiques sur la cellule tumorale.

Jusqu'ici, ces techniques d'embolisation ont surtout été utilisées chez des patients présentant des métastases de cancer du côlon non résécables, mais elles sont aujourd'hui reconnues dans le traitement d'autres cancers, par exemple des voies biliaires et de certains cancers du foie.

La chimiothérapie intrapéritonéale

Un certain nombre de cancers se développent aux dépens des enveloppes de la cavité abdominale, le péritoine. Il s'agit notamment des cancers de l'ovaire et du côlon. Il existe alors souvent de nombreux nodules tumoraux qui correspondent à des métastases au niveau du péritoine.

Une nouvelle stratégie thérapeutique associant une opération chirurgicale pour ôter le plus possible la tumeur suivie d'une « chimiothérapie intrapéritonéale hyperthermique » (CHIP) a permis d'améliorer le pronostic de certains patients. Cette chimiothérapie locale est chauffée avant l'administration, ce qui augmente ses propriétés cytotoxiques en favorisant sa pénétration tissulaire. La chaleur est par ailleurs toxique en elle-même pour la cellule cancéreuse.

L'idée est de détruire par toxicité de contact toutes les lésions très petites ou invisibles du péritoine. C'est pourquoi il est nécessaire de procéder préalablement à une chirurgie maximale des nodules, sans quoi les molécules de chimiothérapie, ainsi versées dans la cavité plutôt qu'administrées par intraveineuse, se trouveraient limitées au traitement des couches superficielles de la tumeur.

Pour cette raison, ce type de chimiothérapie « locale » ne peut traiter qu'une maladie résiduelle, millimétrique ou invisible. Elle doit être réalisée immédiatement après la chirurgie. Sinon, les cellules tumorales pourraient être séquestrées dans les adhérences qui suivent généralement la chirurgie par réaction inflammatoire. La CHIP permet des concentrations d'agents de chimiothérapie vingt-cinq fois supérieures à celles atteintes en cas d'administration sanguine. Les indications actuelles principales sont la carcinose d'origine colorectale ou ovarienne et les maladies rares du péritoine.

La chimiothérapie intrapleurale

La chimiothérapie directe de la plèvre n'est pas aujourd'hui de pratique courante. Elle est réservée à des équipes spécialisées, plutôt dans le cadre d'essais cliniques. Cependant, les études sur son efficacité s'accumulent depuis une vingtaine d'années et certains médecins plaident pour qu'elle figure dans les recommandations cliniques[41]. Les études dont nous disposons portent sur un petit nombre de malades, mais avec des résultats positifs. Elle est toutefois réservée à des tumeurs rares, les mésothéliomes. Comme pour la CHIP, elle exige d'effectuer au préalable une exérèse maximale de la tumeur avant de l'appliquer.

La chimiothérapie du système nerveux central

La chimiothérapie peut également être administrée dans le liquide situé entre les membranes qui tapissent le cerveau et la moelle épinière, ce qu'on appelle la « thèque interne ». Cette chimiothérapie est ainsi dite « intrathécale ». Elle est injectée dans le liquide céphalorachidien (LCR) qui baigne et protège notre cerveau et notre moelle épinière lors de nos mouvements.

Certaines leucémies et lymphomes se propagent dans le LCR et le système nerveux et, malheureusement, la plupart des médicaments de chimiothérapie sont incapables d'atteindre cette zone à partir du sang, car il existe entre le cerveau et le reste du corps une membrane – la barrière « hémato-encéphalique » –, conçue précisément pour cela : empêcher des toxines de parvenir au cerveau depuis la circulation sanguine. Cela concerne également de nombreux médicaments ou substances chimiques. L'administration de la chimiothérapie directement dans le LCR permet de contourner cette barrière et d'atteindre la tumeur afin de la résorber.

La chimiothérapie intrathécale peut être utilisée préventivement pour éviter que le cancer ne se propage au système nerveux central, parfois curativement lorsqu'il l'a déjà atteint. C'est le cas pour la leucémie aiguë, notamment lymphoblastique, et certains lymphomes, comme le lymphome de Burkitt et le lymphome lymphoblastique.

Les chimiothérapies locales

Pour traiter un cancer de la peau appelé « carcinome basocellulaire superficiel », une chimiothérapie est parfois administrée sous forme de crème. Il s'agit, comme pour les chimiothérapies intracavitaires, d'une chimiothérapie de contact, bien adaptée du fait de son caractère superficiel puisque les cellules tumorales ne viennent pas s'enchâsser dans le derme profond et restent ainsi accessibles par simple contact.

Pour certains types de tumeurs cérébrales, le chirurgien peut aussi tapisser la région de la tumeur de gaufrettes spéciales (gaufrettes gliales) qui contiennent une dose concentrée de chimiothérapie. Elle sera libérée dans le tissu cérébral au fur et à mesure de la décomposition de la gaufrette.

Port-a-cath®

Pour faciliter la chimiothérapie, on peut installer sous la peau un petit boîtier appelé « chambre implantable » (ou « *port-a-cath®* »). Placé le plus souvent au niveau du thorax, parfois ailleurs, ce boîtier est relié à une grosse veine ou artère par un cathéter.

À chaque séance de chimiothérapie, les médicaments sont injectés directement dans ce petit boîtier à travers la peau. Ce système épargne le réseau veineux superficiel, très sensible à l'action toxique de la chimiothérapie (occasionnant des irritations, infections voire des nécroses de la veine). Il reste en place pendant toute la durée du traitement et permet une activité physique normale. Il est ensuite retiré à la fin des soins de chimiothérapie.

LES NANOPARTICULES

Une méthode originale est récemment apparue dans le traitement local du cancer. L'idée est de construire une sorte de véhicule blindé minuscule capable de protéger une cargaison toxique lors de son parcours dans l'organisme et de la déposer pile au bon endroit. Il s'agit de molécules microscopiques : des nanoparticules, mille fois plus fines qu'un cheveu. C'est tout petit pour un produit fabriqué, mais c'est en réalité assez gros à l'échelle de la cellule. Ces molécules nanométriques sont des capsules de lipides, de polymères ou de métaux, qui enrobent la molécule toxique qui servira au traitement. Celle-ci va ainsi pouvoir parcourir tout le corps du patient, bien à l'abri dans son véhicule et sans porter atteinte aux tissus sains. En revanche, dès que la nanoparticule atteindra une cellule cancéreuse, la capsule protectrice entrera dedans, et la molécule toxique sera libérée.

Au-delà de la chimiothérapie, d'autres substances toxiques peuvent être ainsi transportées par des nanoparticules. Par ailleurs, ces dernières sont elles-mêmes capables d'avoir un effet toxique propre qui s'activera au contact de la cellule cancéreuse. Celui-ci peut être déclenché par l'entrée de la nanoparticule dans la cellule ou par un mécanisme physique contrôlé par le médecin, tel que l'illumination (par soumission à un éclairage laser) ou le chauffage, qui permettra à cette réaction toxique de ne se produire qu'au bon endroit, là où elle sera le plus utile. Enfin, certaines nanoparticules jouent aussi un rôle d'accélérateur pour d'autres traitements, notamment la radiothérapie.

Plusieurs approches sont en cours d'expérimentation pour garantir que la nanoparticule livrera bien son dangereux paquet directement dans la cellule cancéreuse et non ailleurs. La première consiste à ajouter à la nanoparticule un anticorps, par exemple celui qui reconnaît les vaisseaux sanguins fabriqués par la tumeur, ou bien de lui adjoindre certaines séquences d'ADN qui se lieront à l'ADN de la cellule cancéreuse, ou encore un certain acide aminé dont la cellule cancéreuse est friande. Dans tous les cas, l'idée est la même : la cellule cancéreuse, et elle seule, ouvrira ses portes en présence de la nanoparticule et l'internalisera, ce qui dégradera la capsule lipidique et libérera la chimiothérapie, qui sera ainsi à son efficacité maximale contre les cellules tumorales et à son minimum de toxicité pour les cellules normales.

Comme je l'ai dit précédemment, certaines nanoparticules ont en plus un effet toxique propre pour la cellule qui les internalise, du fait de leur composition chimique. Elles contiennent ainsi parfois du phosphate et du citrate de calcium qui provoqueront une augmentation du calcium intracellulaire, ce qui est très toxique pour la cellule. D'une façon générale, une fois à l'intérieur de la cellule tumorale, les nanoparticules seront considérées comme des intruses, ce qui entraînera un stress et des réactions chimiques en cascade qui pourront conduire au suicide de la cellule par apoptose. Une conséquence qui, bien sûr, vient s'ajouter à celle de la molécule thérapeutique que vient de livrer la nanoparticule directement au bon endroit !

La recherche expérimente aussi des nanoparticules d'or pour la « vectorisation » (c'est le terme technique qui désigne ce véhiculage des médicaments directement dans la cellule cancéreuse) qui posséderaient des propriétés antitumorales lorsqu'on les soumet à une illumination ou à un chauffage avant injection dans la tumeur. Ces molécules encore expérimentales donneraient de bons résultats dans des cas de cancer de la prostate notamment[42].

Parmi les expérimentations de pointe dans ce domaine des nanoparticules, je citerai enfin la nanoradiothérapie, qui ne consiste pas à apporter une molécule chimique toxique pour la tumeur mais à jouer le simple rôle de potentialisateur des effets de la radiothérapie. Cette idée a été réalisée avec succès dans le cadre d'un essai de l'institut Curie[43] avec des nanobilles d'hafnium développées par la société de biotechnologie française Nanobiotix. Ce métal présente l'intérêt de démultiplier l'influence des rayons de radiothérapie, si bien que, une fois injectées dans la tumeur, les nanobilles augmentent considérablement l'effet des rayonnements qui deviennent jusqu'à neuf fois plus toxiques que ceux d'une radiothérapie normale. Cette toxicité démultipliée pourrait effrayer quand on connaît les conséquences indésirables de la radiothérapie, mais cette démultiplication paraît être limitée aux zones de présence des nanobilles au contact des cellules tumorales.

L'ÉLECTROCHIMIOTHÉRAPIE

Nikola Tesla est aujourd'hui connu principalement pour ses découvertes en matière d'électricité. Avec ses trois cents brevets reliés à plus de cent inventions différentes, il est certainement l'un des inventeurs les plus prolifiques de l'histoire. Rendu aussi célèbre que Thomas Edison dont il fut l'élève, il est d'ailleurs devenu dans la société new-yorkaise du début du XXe siècle une véritable vedette, un fait toujours rare dans le domaine scientifique. Ses découvertes et inventions ont eu un impact tout à fait majeur sur nos vies, puisqu'il est notamment à l'origine des réseaux électriques par courant alternatif, une technologie encore utilisée aujourd'hui pour transmettre l'électricité d'un générateur jusqu'à nos prises de courant.

Mais son génie créatif ne se limitait pas aux sciences technologiques de l'ingénierie. Tesla cherchait aussi des applications médicales à ses inventions. C'est pourquoi il a inventé un générateur d'ozone électrique qui tuait les bactéries et a observé les effets thérapeutiques des courants à haute fréquence, dont il a tiré plusieurs articles dans la revue *Electrical Engineer*. Il a aussi conçu des oscillateurs et des transformateurs à haute fréquence capables de produire des courants « thérapeutiques » massants, qu'il a expérimentés lui-même et desquels ont été dérivés par la suite des appareils électro-médicaux[44].

Dans le domaine de l'oncologie, c'est dans une tumeur cérébrale appelée « glioblastome » que l'électrothérapie a vu sa première application reconnue, il y a une dizaine d'années. Le principe d'action n'est pas très éloigné de la conception de Tesla, puisqu'il s'agit d'utiliser un courant alternatif à très haute fréquence (dans le courant alternatif de nos prises murales, on compte soixante changements de polarité par seconde ; dans le cas de celui utilisé ici, c'est plus de cent mille). Ce champ électrique vient gêner l'alignement des structures cellulaires nécessaires au processus de division (mitose), ce qui aboutit à tuer les cellules qui se divisent, un résultat finalement assez proche de l'objectif de la chimiothérapie.

En 2015, la FDA a autorisé cette électrothérapie chez les patients atteints de glioblastome de diagnostic récent, en plus des patients atteints de formes récurrentes. Très récemment, en juillet 2021, notre Haute Autorité de santé a rendu un avis favorable sur l'utilisation d'un générateur de champ électrique antimitotique : « Cet impact est, d'après ces premières données, de même ordre que celui obtenu par l'adjonction du témozolomide [la chimiothérapie la plus utilisée dans le glioblastome] à la radiothérapie[45]. » Cet avis a été adopté par la Commission nationale d'évaluation des dispositifs médicaux et des technologies de santé, le 20 juillet 2021. Des autorisations ont été données pour un système d'électrothérapie similaire, visant une tumeur pulmonaire appelée « mésothéliome ». L'électrothérapie est également à l'étude dans des cas de cancers du foie ou de l'ovaire.

L'électrochimiothérapie est une autre approche thérapeutique disruptive, fondée sur l'application locale d'impulsions électriques de courte durée qui crée de petits trous (des pores) sur la membrane des cellules concernées, de façon transitoire. Cela permet de faire franchir la barrière cellulaire à des molécules de chimiothérapie qui ne le peuvent habituellement pas et ainsi d'atteindre une efficacité maximale. Cette technique, appelée « électroporation », est déjà utilisée pour le traitement général de tumeurs cutanées et sous-cutanées[46]. En pratique, on administre le médicament par voie sanguine standard, puis on applique des impulsions électriques directement sur la zone à traiter lorsque la concentration du médicament dans la tumeur atteint son pic. Les cellules non stimulées sont ainsi préservées des effets toxiques, tandis que celles qu'on électrifie se trouvent pleinement affectées par le traitement.

Des études cliniques initiales ont montré des taux de réponse de 80 % dans le cas de tumeurs cutanées[47]. La réduction de taille a été plus rapide et plus efficace par l'électrochimiothérapie que par la chimiothérapie standard. D'autres patients présentant des métastases cutanées de mélanome, sarcome de Kaposi, carcinome spinocellulaire ou carcinome basocellulaire ont aussi pu être traités avec un certain succès par cette méthode. Ce traitement reste cependant expérimental.

LES ONDES ÉLECTROMAGNÉTIQUES

Les ondes électromagnétiques peuvent aussi être mises à contribution pour détruire la tumeur par l'intermédiaire de la chaleur générée : on fait en quelque sorte cuire la tumeur comme dans un micro-ondes. Les indications actuelles sont le cancer secondaire du foie, pour lequel cette technique constitue une bonne solution par rapport à la chirurgie en fonction de la taille de la tumeur, de sa localisation dans le foie et de l'état général de la personne. Elle est également proposée à des patients présentant une cirrhose chez qui un nodule suspect ou cancéreux a été découvert. C'est une intervention qui se fait le plus souvent à travers la peau par un radiologue dit « interventionnel », qui se repère grâce à l'imagerie médicale, sous anesthésie générale lors d'une courte hospitalisation. Des douleurs sont fréquentes dans la zone traitée et certaines complications plus rares peuvent survenir.

Une autre utilisation des ondes électromagnétiques est actuellement à l'étude : la thérapie photodynamique, qui consiste en l'absorption d'un photosensibilisateur par le tissu cancéreux, suivie d'une photo-irradiation (illumination par laser). Le mécanisme d'action repose sur la génération locale, directement dans la tumeur, de substances cytotoxiques dérivées de l'oxygène. Cette toxicité conduit au suicide de la cellule cancéreuse par apoptose. L'accumulation sélective des photosensibilisateurs par des cellules cancéreuses est néanmoins nécessaire pour éviter les dommages collatéraux. On peut y parvenir au moyen de nanoparticules selon les principes vus plus haut, tels que des anticorps sur leurs surfaces pour leur permettre de cibler les cellules cancéreuses.

La thérapie photodynamique est à l'essai dans le traitement du mésothéliome pleural. Après ablation maximale par chirurgie, on administre les photosensibilisateurs qui seront captés en priorité par les cellules cancéreuses, puis on illumine la cavité pleurale au moyen d'une source lumineuse générée par un laser et introduite par un endoscope de fibres optiques. La longueur d'onde précise de cette lumière induit la toxicité, qui touche principalement les cellules tumorales et leurs vaisseaux sanguins grâce aux agents photosensibilisateurs. Ce traitement peut même déclencher une réaction immune antitumorale.

Cependant, cette technique n'a pas encore fait la preuve formelle de son efficacité et n'est pas dénuée d'effets toxiques. Elle ne peut donc s'envisager aujourd'hui que dans le cadre d'essais cliniques, dont certains sont en cours aux États-Unis et en Europe.

LA RADIOTHÉRAPIE « CIBLÉE »

Tout comme la chimiothérapie, la radiothérapie manque parfois de précision : elle irradie trop les tissus sains et pas assez les tissus tumoraux. Et tout comme pour la chimiothérapie, des mécanismes ont été découverts pour améliorer la précision de l'outil et l'administrer préférentiellement aux cellules cancéreuses plutôt qu'aux autres. La radiothérapie métabolique consiste ainsi à irradier les cellules tumorales en couplant à un marqueur métabolique spécifique de la cellule cancéreuse une molécule radioactive à rayonnement très court (de l'ordre d'une fraction de millimètre). Le médicament radioactif injecté par voie sanguine va donc réaliser une radiothérapie sélective des cellules cancéreuses, au niveau des différents sites tumoraux existants, y compris des cellules cancéreuses disséminées et invisibles par imagerie médicale. Cela permet une irradiation exhaustive des lésions, sans atteinte des tissus avoisinants.

La première application de cette technique a été le traitement des cancers de la thyroïde, en exploitant le fait que l'iode, qui est à l'origine de la fabrication des hormones thyroïdiennes, s'accumulait dans les cellules de la glande, qu'elles soient normales ou tumorales. C'est pourquoi on préconise aux habitants proches des centrales en cas d'accident nucléaire d'absorber des comprimés d'iode, afin de saturer les cellules thyroïdiennes et d'éviter qu'elles absorbent d'éventuelles molécules d'iode radioactif. Sous une certaine forme (l'iode 131), l'iode peut être rendu radioactif et à rayonnements courts, ce qui est parfait pour traiter une tumeur qui touche les cellules thyroïdiennes ! Les résultats du traitement du cancer de la thyroïde par cette forme radioactive de l'iode sont simplement extraordinaires. Grâce à cette « irathérapie » (traitement par iode radioactif), le cancer de la thyroïde est aujourd'hui un des cancers dont le taux de guérison est le plus fort, y compris après l'apparition de métastases puisque celles-ci restent extrêmement avides d'iode et donc sensibles au traitement.

L'irathérapie permet de traiter d'éventuels foyers tumoraux post-opératoires, mais aussi de détruire le tissu thyroïdien normal restant après la chirurgie, ce qui facilitera grandement la surveillance ultérieure par le dosage de la thyroglobuline, un marqueur sanguin très spécifique de la cellule thyroïdienne permettant de détecter précocement toute rechute… qu'on traitera de nouveau par irathérapie, avec la même efficacité.

Autre produit qui tire parti de la radioactivité : le méta-iodo-benzyl-guanidine (MIBG), un marqueur métabolique très spécifique à certaines tumeurs endocrines (phéochromocytomes, paragangliomes et tumeurs endocrines digestives). Marqué à l'iode radioactif à faible dose, il a longtemps été utilisé en imagerie pour visualiser ces tumeurs par scintigraphie. Utilisé à des doses thérapeutiques de radioactivité chez des patients pour qui la scintigraphie à la MIBG montrait une bonne fixation, il donne d'excellents résultats. Ce produit est administré en perfusion intraveineuse lente. Comme pour l'irathérapie, le traitement nécessite une hospitalisation en chambre radioprotégée. Ici encore, une protection thyroïdienne par iode minéral est indispensable, afin de saturer la thyroïde en iode et ainsi protéger les cellules thyroïdiennes.

D'autres éléments radioactifs peuvent être utilisés, comme le strontium ou le samarium dans le cadre du traitement antalgique des métastases osseuses. L'intérêt de cette technique est aujourd'hui établi dans le traitement des métastases osseuses des cancers de la prostate et les indications s'étendent peu à peu à d'autres cancers si les lésions réagissent à la scintigraphie de manière satisfaisante, autrement dit, si on peut garantir qu'elles fixeront correctement les particules radioactives. Une étude récente a validé dans le cancer de la prostate l'augmentation de la survie de patients qui ont reçu une molécule appelée lutetium-PSMA, ou la protéine PSMA, un marqueur spécifique du cancer de la prostate, qui sert de vecteur à l'isotope radioactif jusqu'à la cellule prostatique[48]. Ce traitement est aujourd'hui disponible.

Le radium est un élément proche du calcium, un élément qui se fixe préférentiellement sur l'os. Or, dans certains cancers comme ceux de la prostate, les métastases osseuses qui se forment sont très agressives, elles rongent l'os, qui cherche en retour à se reformer en permanence, appellant à lui tout le calcium disponible. Le radium est dans ce cas un traitement radiothérapique puisqu'il viendra se fixer naturellement au niveau de la tumeur osseuse, simplement grâce à sa ressemblance avec le calcium.

La radioactivité trouve enfin une dernière application thérapeutique audacieuse, lorsqu'elle est couplée à un traitement immunothérapique, tirant profit du ciblage par anticorps monoclonaux de la cellule cancéreuse.

En employant un anticorps radioactif, on obtient ainsi une double action, chimique et radiothérapique. Cette approche est surtout établie pour le traitement des lymphomes, car les cellules tumorales ont alors des antigènes très fortement exprimés et surtout très spécifiques. Ainsi, des anticorps anti-CD20 marqués à l'iode 131 ou à l'yttrium 90 sont utilisés dans les lymphomes B dits non hodgkiniens, après échec de la chimiothérapie.

De leur côté, les tumeurs endocrines expriment fortement des récepteurs à une hormone appelée la « somatostatine ». C'est une caractéristique forte et spécifique de ces tumeurs, qui est donc bien évidemment exploitée dans des approches thérapeutiques, en l'occurrence par l'utilisation de somatostatine radioactive. L'octréotide marquée à l'indium 111 à dose thérapeutique a été utilisée dans les tumeurs endocrines évoluées. Cependant, les réponses cliniques obtenues sont de courte durée, probablement parce qu'en phase avancée, du fait de masses tumorales importantes, la radiothérapie interne peut avoir du mal à toucher certaines cellules tumorales peu vascularisées.

Forte de ces succès dans les cancers thyroïdiens et des validations récentes de différentes radiothérapies vectorisées dans des cancers métastatiques, cette voie de ciblage thérapeutique de la radiothérapie constitue sans nul doute une voie d'avenir.

PARTIE III

EN ATTENDANT LA FIN DE LA CHIMIO

Toutes les nouvelles thérapies décrites dans la partie précédente ne sont malheureusement pas encore faciles d'accès et ne s'adressent le plus souvent qu'à des populations particulières de malades. Certains de ces nouveaux traitements poursuivent des étapes de développement ou de validation clinique. D'autres se heurtent encore à des problèmes d'accès aux outils diagnostiques de précision, d'accès aux drogues nouvelles, ou à des questions économiques. Il faudra donc du temps avant que leur utilisation soit optimale et généralisée. Dans l'attente, la chimiothérapie demeure le meilleur traitement dans de nombreux cas.

Si je plaide inlassablement pour un usage extensif des signatures génomiques et une utilisation la plus large de la médecine personnalisée, je sais bien que nous ne sommes pas encore prêts à nous passer de la chimiothérapie dans bien des cas et j'ignore si nous le serons un jour.

En attendant, je propose dans la troisième partie de cet ouvrage un guide succinct, pratique, de la chimiothérapie telle qu'elle est actuellement administrée, un guide qui servira, c'est du moins son objectif, à aider les personnes qui chaque année subissent cette épreuve.

J'ai voulu classer ce guide en fonction de ce qu'on appelle pudiquement les effets secondaires de la chimiothérapie, ces conséquences indésirables, toxiques. À la différence d'un ouvrage médical, l'ordre dans lequel ils sont abordés correspond à l'ordre dans lequel ils préoccupent les personnes en chimiothérapie, non les médecins. Il ne s'agit pas d'être exhaustif mais d'être utile, car les effets toxiques sont nombreux. Nous traiterons donc les plus fréquents.

Les conseils donnés sont médicaux bien sûr, mais surtout pratiques. Car au-delà du côté médical, les effets secondaires de la chimiothérapie ont aussi un retentissement psychologique fort, un impact social indéniable. Ils sont tout aussi susceptibles de bouleverser la vie de famille que l'avenir professionnel. Pour toutes ces raisons, il convient de s'y préparer le mieux possible et de les atténuer par tous les moyens à notre disposition.

En ce qui concerne l'aspect purement médical, il faut commencer par dire que, si les complications à court terme sont nombreuses, les effets à long terme sont aujourd'hui beaucoup plus rares, en dehors des questions de fécondité. Lors de l'administration de la chimiothérapie, assez souvent donnée lors de cycles de perfusion associant plusieurs médicaments, les effets secondaires pendant le traitement sont quasi constants. Ils sont liés aux effets de la chimiothérapie sur la division cellulaire, c'est pourquoi les cellules à taux de renouvellement rapide (cheveux, cellules sanguines, cellules digestives et cellules reproductives) y sont particulièrement exposées.

9 LA CHUTE DES CHEVEUX

La perte des cheveux traduit pour la personne qui reçoit une chimiothérapie, comme pour ses proches, la violence du combat contre la maladie, même s'il s'agit en réalité plutôt de la violence des effets toxiques collatéraux du traitement. Elle signe pour son entourage proche et lointain la maladie cancer, elle en est le stigmate le plus évident. Elle attire les regards interrogateurs et devient chez certains, et encore plus chez certaines, une source de mal-être. En s'attaquant directement à l'image corporelle, elle peut entraîner une dégradation de l'estime de soi difficile à vivre.

Si ces effets sont heureusement réversibles, leurs retentissements esthétiques et psychologiques n'en demeurent pas moins majeurs. Dans les manuels de médecine sur la chimiothérapie, ils sont souvent relégués à la fin, considérés comme tout à fait secondaires, puisque réversibles et sans danger. Ils sont pourtant essentiels aux yeux des personnes qui subissent une chimiothérapie. Soixante pour cent des patients estiment que c'est l'effet secondaire le plus redoutable et jusqu'à 8 % refuseraient la chimiothérapie rien que pour cela[1]. Cela me semble une raison suffisante pour en parler, au contraire des habitudes, au début de cette partie.

La perte des cheveux, qu'on appelle médicalement l'« alopécie », est liée à l'atteinte du follicule pileux, où les cellules se renouvellent très vite. On distingue deux types d'alopécies : des alopécies dites « cicatricielles », qui résultent d'une destruction du follicule comme ce qu'il se passe en cas de brûlure ; et les alopécies « non cicatricielles », dues au ralentissement de la croissance du cheveu, sans lésion du follicule. Les alopécies chimio-induites sont généralement non cicatricielles et donc transitoires. Des cas d'alopécies permanentes ont toutefois été décrits pour des chimiothérapies à très fortes doses (pour des greffes par exemple) utilisant des taxanes.

L'apparition d'une alopécie est dépendante des produits utilisés, mais pour certains produits, dans de nombreux cancers comme ceux du sein, elle est très fréquente (voir la liste en fin de chapitre). D'une façon générale, la perte de cheveux affecte deux tiers des personnes qui réalisent une chimiothérapie[2].

La chute des cheveux est généralement indolore. Elle peut toutefois entraîner certaines démangeaisons ou picotements. Elle commence une quinzaine de jours après le début de la chimiothérapie. Elle s'accompagne d'une perte des poils, des sourcils, des cils et des cheveux qui varie d'une personne à l'autre. La chimiothérapie peut causer une légère perte ou une perte totale des cheveux ou des poils sur toutes les régions du corps.

Environ un à trois mois après la fin de la chimiothérapie, les cheveux repoussent à un rythme d'environ un centimètre par mois. La repousse complète peut prendre de six mois à un an. Très souvent, leur toucher, leur texture ou leur couleur seront modifiés. Souvent plus fins, parfois plus épais, souvent plus ondulés voire frisés, mais parfois plus raides : difficile de dire à l'avance ! Leur couleur peut aussi être altérée temporairement. Les cheveux repoussent plus ou moins foncés, le temps que les mélanocytes folliculaires responsables de la coloration retrouvent leur fonction.

PUISSANCE SYMBOLIQUE DES CHEVEUX

Dans les regards et les esprits, la chevelure est dotée d'une forte charge symbolique, culturelle, esthétique et sexuelle. Elle peut constituer une part non négligeable de l'identité de son porteur, de sa féminité ou de sa virilité, à la fois dans le regard des autres et dans l'image qu'il s'est construite de lui-même. Le héros biblique Samson doit sa force surhumaine à ses cheveux longs. Quand Dalila le trahit et coupe ses longues tresses durant son sommeil, sa force légendaire l'abandonne. De nombreuses cultures et religions sacralisent ainsi les cheveux longs. Toute l'iconographie chrétienne représente Jésus avec les cheveux longs, alors même que les Évangiles ne disent pas un mot de sa coupe de cheveux. Depuis la chevelure de Shiva, dans la religion hindouiste, s'écoule le Gange sacré. S'appuyant sur un verset du *Lévitique*, les juifs orthodoxes laissent pousser sur leurs tempes les *payess*, ces longues papillotes.

Depuis l'Antiquité égyptienne jusqu'à l'Europe de la Renaissance en passant par la monarchie française, les cheveux longs ont souvent été l'apanage de la noblesse et des classes les plus aisées : un signe de distinction. Dans de nombreuses cultures africaines, la chevelure symbolise aussi la santé, la beauté et la fécondité. Les coiffures y sont parfois très sophistiquées, tressées ou ornées de fils d'or, de perles, de bijoux… La chevelure est alors un bien précieux à part entière.

Selon les textes sacrés de plusieurs religions, il est recommandé que les femmes se cachent les cheveux pour ne pas apparaître trop séduisantes, du voile prôné par l'épître de saint Paul pour les chrétiennes aux voiles islamiques en passant par le *sheitel* (la perruque) des juives orthodoxes. Dévoiler sa chevelure devient pour les adeptes de ces pratiques religieuses un acte réservé à la sphère privée. Au-delà de la religion, chapeau ou fichu noué ont été de mise en France pendant des siècles pour les sorties publiques, jusque très récemment, au point de donner lieu à une expression populaire éclairante : une femme qui sortait tête nue était dite « en cheveu ».

Du fait de sa charge érotique, de nombreuses cultures ou religions ont donc imposé ou imposent encore aux femmes de ne pas trop jouer de cet atout de séduction.

Mais les hommes préfèrent-ils vraiment les femmes aux cheveux longs ? Une grande majorité de femmes en seraient persuadées selon une étude américaine[3]. Cependant, le cas est loin d'être tranché, puisqu'une autre étude tire des conclusions tout à fait contraires et avance que la longueur des cheveux n'aurait que peu d'influence sur l'évaluation de l'attractivité féminine en réalité[4] !

Courts ou longs, les cheveux d'une femme sont néanmoins une part essentielle de son physique, une forme de miroir de ses attraits. Qu'on pense par exemple à la réaction récente de Will Smith qui, lors de la cérémonie des Oscars 2022, a giflé en direct le présentateur Chris Rock pour s'être moqué de l'alopécie de sa femme Jada Pinkett : façon de placer, pour lui, la chevelure du côté de l'honneur.

À l'inverse, dans la tradition monastique, comme militaire, il est de coutume de se raser les cheveux comme signe d'humilité. Peut-être aussi pour renoncer à l'individualisme, puisque les cheveux sont cette partie de nous-mêmes qu'on modifie au gré de nos envies et qui symbolise notre personnalité. Au-delà aussi de raisons hygiéniques et d'entretien plus aisé, adopter les cheveux courts dans ces collectivités traduit une certaine volonté de conformisme, d'effacement des particularités au profit d'un front uni.

Souvent, les cheveux courts revêtent aussi une symbolique de renoncement sexuel. Dans le bouddhisme, se raser une partie du cuir chevelu témoigne d'une volonté d'abandonner le champ de la sexualité, une pratique qui se retrouve dans la culture wolof du Sénégal où certaines jeunes filles se rasaient partiellement les cheveux pour indiquer qu'elles ne se considéraient pas en âge d'être courtisées, ou encore au Nigéria où les veuves se rasaient lors d'un rituel de deuil[5].

En France, les cheveux courts chez les femmes ont eu au XXe siècle une résonance si forte que la tonte a été employée comme un outil de disgrâce publique, qu'on infligeait aux collaboratrices à la Libération. Le châtiment de tonte de la chevelure d'une femme est par ailleurs ancien : on en trouve des exemples dans la Bible et au Moyen Âge contre celles coupables d'adultère[6].

Aujourd'hui, cependant, certaines coiffures africaines, asiatiques ou occidentales courtes sont arborées très naturellement. Des courants de mode remettent périodiquement les cheveux courts, voire très courts, parmi les principaux canons de beauté. Qu'il me soit permis ici de citer en exemple la beauté de l'actrice américaine Jada Pinkett.

Notez tout de même, car c'est important pour les conseils que je développerai ensuite, que même au sein de cultures ancestrales peu susceptibles de céder aux attraits de la mode mondialisée, les coupes courtes chez les femmes ont toujours été la norme désirable. C'est par exemple le cas chez les Massaïs du Kenya.

Pour les hommes, les cheveux courts posent notoirement moins de problèmes. Ils sont à la mode depuis des siècles, d'autant qu'avec l'âge de nombreux hommes atteints de degrés divers de calvitie les adoptent déjà de façon plus ou moins contrainte et forcée. Pour ces deux raisons, la perte des cheveux consécutive à une cure de chimiothérapie peut être « mieux » vécue par certains. Il n'en reste pas moins qu'au-delà de la dimension esthétique, l'atteinte du schéma corporel, l'objectivation de la lutte chimique contre la maladie et le stigmate de la maladie cancer demeurent. Plus d'hommes qu'on ne le pense vivent difficilement cette perte et il convient de les accompagner davantage dans cette épreuve.

DIMENSION PSYCHOLOGIQUE

Dans le contexte que je viens de décrire, celui d'une forte charge symbolique associée aux cheveux débordant sur les sphères esthétiques et érotiques, il paraît évident que la coupe ou la perte des cheveux aura un retentissement psychologique fort sur celui ou celle qui la subira. En psychanalyse freudienne, l'acte de couper courts les cheveux a pu même être rapproché de la castration[7].

Femmes ou hommes, nos cheveux révèlent une part de notre personnalité et de notre histoire. À travers notre coiffure, nous transmettons des informations. Cette coiffure que nous pouvons changer en longueur, en mouvement ou en couleur pour mettre en valeur nos traits reflète notre façon de nous dévoiler. Fournis ou rares, raides ou ondulés, bruns ou bleus, courts ou longs, nos cheveux sont un champ d'expression à la fois libre et contraint. À l'adolescence, il est courant d'utiliser la symbolique identitaire des cheveux pour affirmer sa personnalité, c'est l'âge des coupes ou des couleurs excentriques.

Les cheveux sont une des premières choses qu'on voit de soi et qui marque son individualité, une chose qui nous appartient en propre et que nous pouvons façonner dans une certaine mesure. C'est l'occasion de se situer dans une religion comme nous l'avons vu, mais aussi au sein de courants artistiques (*new wave*, ska, punk) ou encore d'une spiritualité particulière (hippie, *new age*, etc.). Ses cheveux, son choix, son identité.

COMMENT S'Y PRÉPARER ?

Le problème qui se pose lors d'une chimiothérapie, c'est qu'environ deux fois sur trois, les cheveux tombent. Pour autant, y perd-on de sa force comme Samson, ou une part de sa personnalité ou de sa sensualité ? Pas nécessairement, je crois. Il existe des moyens de se prémunir contre la dégradation de l'image de soi, de lutter préventivement contre la chute ou de s'y préparer, sur le plan cosmétique, mais aussi psychologique.

La question essentielle est : peut-on s'approprier un changement qu'on nous impose ? Ce serait probablement l'idéal pour ne pas subir la perte de ses cheveux, une forme de mise en œuvre de ce slogan à la mode : « devenir acteur du changement ». Quand tout nous ennuie ou qu'on cherche à provoquer de grands chambardements, il n'est pas rare de décider de changer de tête. En cas de *burn out*, de déprime, de difficultés personnelles ou professionnelles, le coiffeur est souvent une étape nécessaire. Il est aussi assez commun d'aller se faire couper les cheveux après une rupture amoureuse. C'est alors une façon de s'affranchir d'une ancienne période et d'en commencer une nouvelle.

Ne vit-on pas une nouvelle période de sa vie après l'annonce d'un cancer ? De nombreux patients expliquent que leur vie a été mise sens dessus dessous, et a pris un autre sens, qu'il y a « un avant » et « un après » le diagnostic. L'échelle des valeurs et des priorités de la vie s'en trouve souvent bouleversée. Le cancer a bougé les lignes. Et si la coupe de cheveux était aussi l'occasion de s'approprier ou d'accompagner ce mouvement ?

En cas de chimiothérapie, prendre soin de ses cheveux est possible. Mais il faut aussi se préparer à accepter un changement de coiffure et, dans le pire des cas, leur perte. Réfléchir dès que possible à des solutions – foulard, chapeau, casquette, perruque –, afin de ne pas être pris au dépourvu, mais au contraire de prendre à bras-le-corps ce problème. En un mot : se l'approprier.

Quand l'alopécie est supérieure à 50 % ou qu'elle se déclare en plaques, tout raser sera souvent la meilleure solution, à la fois du point de vue esthétique et psychologique. C'est une façon de se protéger, d'éviter d'avoir à s'expliquer, de subir maladresses ou condescendance de l'entourage. Avant tout, de se sentir mieux. Prendre une décision, c'est une manière d'assumer. De ne pas seulement subir. Ainsi, on est encore un sujet pensant, une personne volontaire, agissante. Sinon, on a vite fait de n'être plus qu'un patient, qu'un objet de soins.

Si vous faites le choix de tout raser par anticipation ou quand la chute devient trop importante pour pouvoir l'ignorer, je vous conseille de vous adresser à un professionnel. Les proches ne sont pas toujours les plus indiqués pour vous accompagner dans cette étape psychologiquement éprouvante. Cela pourrait les affecter autant que vous, ce qui n'arrangerait rien de votre côté.

L'AIDE DES SOINS DE SUPPORT

Des professionnels et des structures spécialisées pourront vous prodiguer les meilleurs conseils, cosmétiques et esthétiques, adaptés à vos besoins, à votre traitement, à votre personnalité. Parmi ceux-ci, l'onco-esthéticienne (ou l'onco-esthéticien, bien qu'il soit plus rare) ou la socio-esthéticienne (de même) ont un rôle central dans la prise en charge de ces troubles et de leur double dimension, esthétique et psychologique. Elles peuvent être un élément clé d'une thérapie réussie.

Cet accompagnement par l'onco-esthéticienne ou les équipes spécialisées fait partie de ce qu'on appelle les « soins de support ». On devrait parler en bon français, et cela refléterait mieux ce qu'ils sont : des « soins de soutien », mais la médecine n'est pas à l'abri des anglicismes et y est même très exposée ! Leurs bienfaits sont clairement reconnus par les malades, les études et les médecins, bien sûr. Il a pourtant fallu du temps pour que cela devienne une évidence…

Je suis un médecin plutôt académique, de formation disons classique. Je n'ai moi-même pas perçu tout de suite l'intérêt de prendre en considération et à bras-le-corps les aspects esthétiques. Tout du moins, j'avais tendance à en minimiser le bénéfice. « Le programme de soins avant tout » aurait pu être ma devise. Expliquer le bénéfice médical, les effets secondaires dangereux, quitte à négliger quelque peu les aspects esthétiques et psychologiques de la chimiothérapie. Je pensais, à tort, qu'un mal temporaire et inévitable qui ne se soignait que par le temps ne nécessitait aucune expertise particulière, aucun dialogue soutenu, ou même qu'en parler n'aurait fait que majorer l'anxiété produite et risquait d'éloigner les patients de leur schéma de soins, un problème récurrent de ces traitements très lourds…

Mea culpa ! Quelle erreur, que je mesure tous les jours quand je vois le chemin parcouru dans l'accompagnement des soins… celui des « Espaces bien-être » mis initialement en place par la Ligue nationale contre le cancer et repris depuis par tous les grands centres de lutte contre le cancer et les hôpitaux publics ou privés, avec les espaces « ERI », des espaces de rencontres et d'information dédiés au cancer. Je pense aussi à certaines initiatives privées, comme celle exemplaire de l'Institut Rafaël à Levallois-Perret, présidé par mon ami le docteur Alain Toledano, la « Maison de l'après-cancer », ce premier centre en Europe dédié à la médecine dite « intégrative » et aux soins de support grâce à une prise en charge globale. Des soins esthétiques, des activités créatives (musicothérapie, art-thérapie, dramathérapie...), des consultations de psychologie, de la relaxation, des massages... un ensemble qui crée une dynamique forte, porteuse, centrée sur les personnes plutôt que sur des patients, ce qui leur permet de mieux vivre cette rude épreuve. Comme aime à le dire le docteur Toledano, il faut se préoccuper des malades plutôt que de s'occuper uniquement de leur maladie. Cette approche globale et intégrative inclut logiquement les soins du corps, la psychologie et la gestion des émotions, la prévention, la nutrition. Il suffit de voir le visage et le sourire de celles et ceux qu'on y croise pour s'apercevoir de la réussite et de la valeur de ce modèle.

Les associations de patients offrent aussi, pour la plupart, des recours en onco-esthétique et des soins de support. Citons l'ARC, « Patients en réseau », « Rose up », « Vivre comme avant », « Life is rose », « Étincelle », « Europadonna » et « BRCA France » (pardon si j'en oublie). Les initiatives efficaces et louables ne manquent pas en la matière ! Cherchez-en une près de chez vous en demandant conseil à votre équipe soignante si elle ne les prodigue pas. Ces espaces et équipes de soins spécialisées changent du tout au tout la prise en charge d'une personne atteinte de cancer. Merci à ces équipes, à leur compétence, à leur immense dévouement.

Ces centres remplissent par ailleurs d'autres rôles, au-delà des dimensions psychologiques, esthétiques et de mieux-être. Ils fournissent des conseils et des mesures préventives, en soins du corps ou en nutrition par exemple, ils encouragent l'activité physique ou culturelle et ont même un rôle social en aidant à reprendre confiance, à maintenir la communication verbale et non verbale par le travail, les activités de groupe et l'intégration sociale et professionnelle. Sans oublier une aide aux démarches administratives, non négligeable. Encore une fois, je ne saurais trop vous recommander de solliciter les conseils et l'accompagnement de ces équipes et associations dévouées.

Ce qu'il faut savoir

Il faut avant tout se vider la tête de quelques idées reçues :

- la perte des cheveux n'est pas liée à l'efficacité du traitement ;
- la perte des cheveux n'est pas liée à la gravité de la maladie et n'est pas un facteur de mauvais pronostic. Elle ne traduit pas une faiblesse de l'organisme vis-à-vis de la maladie ;
- tous les médicaments de chimiothérapie n'entraînent pas une chute des cheveux (voir la liste des médicaments p. 158-159 présentant les principaux alopéciants et non alopéciants).

Voici de solides vérités auxquelles, à l'inverse, il faut se raccrocher :

- aux doses courantes de chimiothérapie, la perte des cheveux est toujours transitoire ;

- la perte des cheveux commence deux à trois semaines après la première perfusion ;
- les cheveux recommencent à pousser environ six semaines après la fin du traitement, au rythme d'un centimètre par mois ;
- la couleur, la texture (cheveux plus raides ou plus frisés) et l'épaisseur (plus fins ou plus épais) peuvent être temporairement différentes du cheveu originel.

Par ailleurs, l'importance de l'alopécie dépend :

- du type de médicaments employés ;
- de leur dose ;
- du nombre de cures de chimiothérapie ;
- de la personne ;
- de la qualité des cheveux ;
- de l'âge.

Ce qu'il faut faire

Avant la chimiothérapie

- Une coupe plus courte est conseillée avant le début du traitement (perdre des cheveux courts est moins visible et traumatisant que de perdre des cheveux longs).
- La veille, appliquer un shampoing doux ou anti-pelliculaire (en évitant certains shampoings bébé qui sont souvent trop gras) et éventuellement

un soin nourrissant après-shampoing sur les longueurs et les pointes, et/ou hydrater avec une huile sèche.

Le jour de la cure de chimiothérapie

- Il est conseillé de ne pas se brosser les cheveux.
- Un casque réfrigérant est parfois proposé par les équipes. Cependant, le port de ce casque est contraignant et son efficacité est controversée. Des études récentes montrent que cela peut retarder ou limiter la chute des cheveux, mais les dispositifs sont difficiles à tolérer. Ils doivent être mis avant et pendant toute la durée de la chimiothérapie (plusieurs heures) et occasionnent des effets secondaires fréquents (maux de tête, douleurs oculaires et cervicales).

Les jours qui suivent la chimiothérapie

- Traiter les cheveux avec précaution (coiffure, lavage) et ne faire qu'un shampoing par semaine.
- Opter pour un shampoing doux et en user à de faibles doses.
- Rincer à l'eau tiède ou froide (proscrire l'eau très chaude).
- Sécher les cheveux à l'air libre, ne pas frotter, ne pas utiliser de sèche-cheveux ou de casque.
- Utiliser une brosse douce à poils souples ou un peigne à larges dents.

- Attendre 48 heures après la séance de chimiothérapie pour faire le shampoing en cas de port de casque réfrigérant.

Que faire si mes cheveux chutent ?

- Au début de la perte, il est recommandé d'effectuer une coupe courte (aux ciseaux de préférence, c'est moins traumatique) ; afin de vous épargner le choc inutile de la brosse pleine de cheveux longs.
- En cas de chute importante, il est conseillé de se raser les cheveux avant qu'ils ne tombent totalement, ce qui permet de limiter le caractère anxiogène de leur chute inéluctable.
- Un rasage à la tondeuse peut être réalisé, de préférence par un professionnel (coiffeur ou prothésiste capillaire). Mieux vaut ne pas demander à un proche qui peut aussi le vivre comme une expérience traumatisante.
- Hydrater le cuir chevelu tous les jours avec une huile sèche, de l'huile de ricin ou un produit dermonettoyant doux ou surgras.
- Prendre contact avec un prothésiste capillaire, un coiffeur ou une onco-esthéticienne afin d'avoir un avis éclairé sur les accessoires capillaires, les soins du cuir chevelu, le dessin du sourcil. Ce doit être le plus tôt possible, idéalement avant ou pendant la première cure, pour que le prothésiste puisse tenir

compte de vos habitudes, de votre coiffure usuelle, de la nature de vos cheveux, etc.

En cas de perte totale

Afin d'améliorer l'image de soi et le confort physique et psychologique, il existe différents accessoires. Voici ceux recommandés par les prothésistes capillaires :

- Prothèse capillaire ou perruque. Elles sont prises en charge par la Sécurité sociale à hauteur de 350 euros pour les perruques de classe 1 (en fibres synthétiques), de 250 euros pour les perruques de classe 2 (au moins 30 % de cheveux naturels) avec un prix de vente au public limité (respectivement à 350 euros et 700 euros). Quant aux prothèses capillaires partielles, le tarif de remboursement et le prix de vente au public sont plafonnés à 125 euros. En plus du remboursement sur la base d'un forfait CPAM, certaines mutuelles et parfois le service social de l'établissement prennent en charge le dépassement (sous conditions).
- Complément capillaire ou couronne capillaire (prothèse capillaire partielle).
- Fichu, turban, foulard (de préférence en coton ou en lin), possiblement pris en charge par certaines mutuelles s'il est inscrit sur l'ordonnance « prothèse capillaire et accessoires ».
- Chapeau, bonnet, casquette, béret.

Ce qu'il ne faut pas faire

- Réaliser des teintures avec ammoniaque (privilégier les teintures aux plantes), des mises en plis, brushings, balayages, ainsi que des permanentes qui fragilisent les cheveux.
- Poursuivre le port du casque réfrigérant en cas d'absence de cheveux ou de zone très clairsemée (risque de brûlure ou d'altération de la repousse).
- Prendre certains compléments alimentaires « anti-chute de cheveux » qui peuvent avoir des contre-indications avec la chimiothérapie.
- Réaliser des traitements traumatiques des cheveux : lavages trop fréquents, brossages ou séchages intensifs, usage de casques ou de sèche-cheveux.

Ce qu'il faut faire après la chimiothérapie (lors de la repousse)

- Couper les cheveux (aux ciseaux) lorsqu'ils atteignent environ un centimètre, de façon à restructurer la repousse souvent anarchique.
- Attendre six mois après la dernière cure avant de faire une couleur (de préférence aux plantes ou sans oxydant ni ammoniaque).

Casque réfrigérant

Les études sur l'efficacité du casque réfrigérant qu'on retrouve dans la littérature scientifique manquent souvent d'une méthodologie rigoureuse et sont hétérogènes (par exemple, pour la chimiothérapie employée ou le type de casque). Dans une méta-analyse récente[8], c'est-à-dire une analyse de toutes les études portant sur le même sujet, l'efficacité du traitement préventif par le froid du cuir chevelu irait jusqu'à 50 %, en clair les patientes sauveraient 50 % de leur chevelure. Certaines chimiothérapies y seraient plus sensibles telles que les anthracyclines et les taxanes. Plusieurs dispositifs existent, le casque est généralement mis sur le cuir chevelu trente minutes avant le début de la perfusion, à une température négative, ce qui maintiendra la température du cuir chevelu à 20 °C environ. Il est maintenu une heure après. Leur tolérance est médiocre et les effets secondaires sont fréquents, du type maux de tête.

LES SOURCILS

Sous l'effet de la chimio, les sourcils et cils, les poils pubiens et même tous les poils du corps peuvent chuter, temporairement.

Ce qu'il faut savoir

- Ils repoussent toujours mais souvent de façon un peu anarchique au début, drus ou clairsemés, avec une modification de leur texture (plus mous ou plus raides). Cela peut durer plusieurs mois avant qu'ils ne reprennent leur aspect initial.
- Leur absence (comme celle des cils) peut participer à une irritation des yeux.

Ce qu'il faut faire avant et pendant la chimiothérapie

- Masser les sourcils avec une huile hydratante pour limiter la chute.
- Apprendre à dessiner le sourcil au crayon ou au pochoir (avec l'aide et les conseils de l'onco-esthéticienne).

Ce qu'il ne faut pas faire

- Utiliser une teinture agressive des cils et sourcils pendant et dans les six mois après la dernière chimiothérapie.

Ce qu'il faut faire en cas de chute

- Prendre rendez-vous avec l'onco-esthéticienne ou le dermographe médical (un professionnel spécialisé dans la pigmentation de la peau à des fins médicales) afin d'obtenir un avis personnalisé.
- Le tatouage des sourcils est possible (avec du maquillage semi-permanent) :
    - Lorsqu'il est réalisé par une dermographe médicale professionnelle ;
    - Avant ou pendant les cures (de préférence avant la perte totale des sourcils) ;
    - En imitation poil à poil, ou point par point, avec des retouches possibles ;
    - De différentes couleurs, proposées grâce aux pigments minéraux ;
    - D'une durée habituelle de six mois à deux ans (il faut s'assurer qu'il ne soit pas permanent) ;
    - Non payant pour le patient dans certains centres, il est possiblement remboursé par la Sécurité sociale à hauteur de 125 euros par an.
- Conseils post-dermographie :
    - Ne pas laver ni gratter la zone tatouée la semaine suivant la dermographie ;
    - Hydrater ;
    - Éviter le soleil.

LES CILS

Ce qu'il faut savoir

- Lors d'une absence de cils, les yeux, non protégés, sont plus sensibles aux agressions extérieures.
- Il est conseillé de consulter si une rougeur, gêne ou douleur oculaire apparaît.

Ce qu'il faut faire avant et pendant la chimiothérapie

- Utiliser un démaquillant doux, spécifique pour les yeux sensibles.
- Éviter le frottement intensif avec un coton.
- Si une gêne oculaire est occasionnée (absence de larmes ou conjonctivite), il est conseillé de rincer l'œil avec du sérum physiologique. S'il n'y a pas d'amélioration, solliciter un avis médical.

Ce qu'il ne faut pas faire

- Appliquer des faux cils complets ou partiels.
- Maquiller l'intérieur de l'œil.
- Utiliser un recourbe-cils, qui les fragilise.

LES POILS DU NEZ

Ce qu'il faut savoir

- La chute des poils du nez entraîne un écoulement nasal associé parfois à des « croûtes » désagréables.

Ce qu'il faut faire

- Appliquer une crème hydratante grasse dans le nez et sur son contour.

LES AUTRES POILS

Ce qu'il faut savoir

- Les produits de chimiothérapie s'attaquent au bulbe de tous les poils du corps, dont les poils pubiens et ceux du visage, dont le duvet, et entraînent donc souvent leur chute.
- Ces effets peuvent s'associer à ceux de la radiothérapie qui provoque également une atteinte du bulbe du poil de la zone traitée.
- Les poils repoussent souvent avec une modification de texture ou de manière anarchique.
- La socio-esthéticienne peut intervenir sur la pilosité du visage.

- Concernant la repousse :
    - Poils et duvet repoussent en même temps ;
    - Il peut se produire une sensation de pilosité plus importante à la repousse du poil. Après la première repousse, le système pileux se régule.

Ce qu'il ne faut pas faire

- Utiliser un rasoir (risque hémorragique lié à la chimiothérapie) et les crèmes dépilatoires non hypoallergéniques.
- Utiliser l'épilation semi-définitive par lumière pulsée ou laser pendant cette phase du traitement.

Risque de perte des cheveux en fonction de la chimiothérapie

Type de chimiothérapie	Type de perte de cheveux	Fréquence
Antimicrotubule		
Vinca-Alkaloides : Vincristine, Vinblastine, Vinorelbine, Vinflunine Taxanes : Paclitaxel, Docetaxel	Transitoire, diffuse Transitoire, diffuse (cas cicatricels permanents avec taxane à forte dose)	80 %

Inhibiteurs de Topo-isomérase		
Inhibiteurs de Topo-isomérase I : Topotecan, Irinotecan Inhibiteurs de Topo-isomerase II : Etoposide, Teniposide, Mitoxantrone	Transitoire, diffuse	60-100 %
Agents alkylants		
Moutardes azotées : Bendamustine, Cyclophosphamide, Estramustine, Ifosfamide, Mechloretamine, Melphalan	Transitoire, diffuse	> 60 %
Sels de platine : Carboplatin Triazénes : Dacarbazine, Procarbazine, Temozolomide	Transitoire, diffuse	10-50 %
Antimétabolites		
Antagoniste des folates : Méthotrexate Antagoniste des Purine : 6-Mercaptopurine, 6-Thioguanine, Azathioprine, Fludarabine Antagoniste des Pyrimidine : 5-Fluorouracil, Capecitabine, Cytarabine	Transitoire, diffuse	10-50 %
Chimio non alopéciante		
Cisplatine Oxaliplatine Chlorambucil Gencitabine Chlorméthine	Pas de perte de cheveux	0 %

10
LES PATHOLOGIES SANGUINES

Parmi nos cellules, les lignées sanguines, autrement dit les cellules du sang, sont parmi les plus touchées, que ce soit les globules blancs qui assurent nos défenses immunitaires, les globules rouges qui se chargent de l'oxygénation de nos tissus ou encore les plaquettes qui permettent la coagulation du sang lors de nos coupures. La chimiothérapie fera baisser leur taux, invariablement, mais en des proportions diverses, associées à des maux spécifiques.

Dans le cas d'une chute drastique du taux de globules blancs, on parle de « leucopénie ». Celle-ci peut être responsable d'infections. Pour les globules rouges, le déficit est responsable de ce qu'on appelle l'« anémie », qui se manifeste notamment par de la fatigue et une pâleur anormale. Enfin, le manque de plaquettes peut être responsable d'hématomes quasi spontanés ou bien de saignements.

La médecine a fait des progrès pour éviter au maximum ses effets. On surveille régulièrement la « formule sanguine », qui renseigne sur la quantité de ces cellules dans le sang. On peut administrer certains produits qui permettent de stimuler la croissance des cellules en sous-nombre, par exemple l'EPO, qui augmente le taux de globules rouges et qu'on traque sans merci durant le Tour de France pour des raisons de dopage. Il existe également des substances appelées « facteurs de croissance » qui agissent de la même façon sur les globules blancs. Il est enfin possible de transfuser des « concentrés » (appelés « culots ») de plaquettes ou bien de globules rouges.

RISQUES INFECTIEUX ET BAISSE DES GLOBULES BLANCS

La première règle, lorsqu'on est en chimiothérapie, est d'être à l'écoute de son corps et de reconnaître les signes liés aux effets indésirables, qui sont très fréquents. On pourrait penser qu'accorder peu d'attention anticipative à ces nuisances serait plus rassurant mais certains signes liés à la baisse des cellules sanguines doivent impérativement être signalés, car ils peuvent être avant-coureurs de problèmes graves exigeant une prise en charge médicale. C'est le cas de la susceptibilité aux infections qu'entraîne mécaniquement la chimiothérapie par la baisse des globules blancs.

La période critique ou « nadir »

Il faut être particulièrement attentif lors de la deuxième semaine de la cure car c'est au cours de cette période critique qu'on traverse le « nadir », le point le plus bas du taux de leucocytes dans le sang. Il survient en général sept à dix jours après l'administration de la chimiothérapie et correspond à la durée de vie des globules blancs synthétisés par la moelle, juste avant que les produits de chimiothérapie ne viennent bloquer cette production.

Par la suite, plus les séances de chimiothérapie s'accumulent, plus la récupération devient longue. L'intensité de la baisse des globules blancs augmente généralement avec le nombre de cures, un peu comme si la toxicité des molécules se cumulait au cours du temps.

Quels signes doivent alerter ?

Les signes d'infections sont variés ; il peut s'agir de signes généraux, d'une sensation de malaise, de frissons ou de sueur, mais aussi de signes locaux tels que des brûlures en urinant, des ulcérations de la bouche ou encore une toux, un essoufflement ou même des troubles digestifs de type diarrhée persistante. Enfin, il peut s'agir de simples rougeurs, d'un écoulement ou d'une douleur au niveau du cathéter, d'un œdème (c'est-à-dire un gonflement) ou d'une douleur sur le corps.

Si vous ne vous sentez pas bien ou que vous présentez un de ces signes, prenez votre température. Cela doit devenir un réflexe tout au long de la cure et particulièrement durant le nadir. À partir de 38 °C, il est recommandé de consulter rapidement un médecin.

En attendant un avis médical, ne prenez pas de médicaments et surtout pas d'antibiotiques : l'antibiotique pourrait avoir un effet inverse à celui recherché en sélectionnant des bactéries résistantes et en favorisant une infection à germes plus agressifs. Le médecin procédera à un examen clinique et demandera une formule sanguine, parfois des examens complémentaires ciblant tout particulièrement les infections, comme l'examen bactériologique des urines ou du sang. C'est à partir du résultat de ces examens qu'il décidera de la conduite à tenir et du traitement antibiotique adapté si nécessaire.

Ce qu'il faut faire en cas de baisse des globules blancs

Lieux ou personnes à éviter

Les mesures de prévention sont ici importantes et consistent surtout à éviter certaines situations à risque.

Généralement, une neutropénie (une leucopénie particulière, qui rend l'organisme plus sensible aux infections bactériennes) est compatible avec une vie normale. Une neutropénie modérée est le plus souvent sans conséquences, dans la mesure où elle est transitoire et de courte durée. Inutile, donc, d'éviter systématiquement de sortir ou de rencontrer d'autres personnes. Cependant, en cas de baisse forte des globules blancs, éviter les transports en commun et les foules, et porter un masque chirurgical dans les lieux publics, est plus prudent.

Évitez absolument le contact avec des personnes enrhumées, grippées ou porteuses de maladies infectieuses (comme la varicelle, l'herpès, etc.). Il en va de même pour celles auxquelles ont récemment été administrés des vaccins vivants atténués, comme ceux contre la varicelle, la poliomyélite ou la rougeole.

Enfin, comme nous l'avons tous appris et mis en pratique durant la pandémie de Covid-19, se laver souvent les mains et se les frictionner avec un gel hydroalcoolique peut prévenir les infections « manuportées », celles qu'on se transmet par le contact.

Mesures quotidiennes

De la même façon, l'hygiène corporelle et dentaire doit être renforcée pour diminuer le risque d'infection. Il est conseillé de :

- prendre une douche ou un bain tous les jours ;
- changer le linge de toilette quotidiennement ;
- faire un bilan dentaire ;
- maintenir une bonne hygiène de la bouche (nous verrons plus loin comment car il faut prévenir l'apparition des aphtes et des mycoses mais aussi prendre

en compte le risque accru d'hémorragie des gencives et ne pas les blesser) ;

- désinfecter soigneusement toute blessure en lavant abondamment une éventuelle plaie avec de l'eau et du savon, utiliser un antiseptique et un pansement ;
- ne pas gratter ni manipuler des boutons ou des croûtes ;
- faire très attention en se coupant les ongles ou les cuticules ;
- en cas de cathéter central, penser au changement de pansement deux fois par semaine.

Par ailleurs, des protections supplémentaires pourront être utiles :

- porter des gants de protection pour la vaisselle, le ménage et le jardinage ;
- éviter les travaux qui soulèvent de la poussière ou utiliser un masque respiratoire FFP2 ;
- porter des lunettes en cas de chute des cils pour se protéger des poussières ;
- utiliser des serviettes plutôt que des tampons lors des menstruations ;
- bien cuire les viandes et les poissons pour éviter les intoxications alimentaires ;
- être vigilant sur la fraîcheur des produits à risque, tels que les crustacés, le lait cru et les fromages au lait cru, les œufs durs, la charcuterie à la coupe, les pâtisseries à la crème.

La vaccination

La vaccination doit être discutée avec votre équipe de soins. Certaines vaccinations restent tout à fait possibles et sont même conseillées lorsqu'un patient doit subir une chimiothérapie. C'est le cas de la vaccination anti-Covid-19. D'autres sont contre-indiquées, comme les vaccins vivants atténués. Même pour les vaccins conseillés, il convient cependant de choisir le moment optimal au regard du risque de leucopénie qu'une chimiothérapie pourrait entraîner. On conseille généralement de prévoir une injection à au moins trois semaines de distance de la cure de chimiothérapie.

La surveillance de la formule sanguine

Avant chaque cure de chimiothérapie, les prises de sang permettent de vérifier les taux des globules blancs, des globules rouges et des plaquettes. En dessous d'un certain seuil, la séance de chimiothérapie peut être reportée ou les doses diminuées.

Dans certains cas, pour corriger la baisse des globules blancs ou pour empêcher qu'elle ne soit trop importante et ainsi limiter le risque d'infection, le médecin prescrit des facteurs de croissance. Ces substances sont produites normalement dans la moelle osseuse et stimulent la fabrication des cellules du sang. Certaines sont spécifiques aux globules blancs, comme le « G-CSF » ou « GM-CSF », équivalent de l'EPO pour les globules rouges.

Il existe des formes de facteurs de croissance qui ne nécessitent qu'une seule injection le lendemain de la chimiothérapie, et des formes en injection quotidienne pendant le nadir du taux de leucocytes. Ces facteurs de croissance ne doivent pas être utilisés lors d'une association radiochimiothérapique concomitante.

Généralement injectés sous la peau, les facteurs de croissance sont parfois responsables d'effets indésirables tels qu'une légère fièvre ou des douleurs musculaires qui ressemblent à des courbatures grippales. Des douleurs osseuses peuvent également apparaître, ce qui s'explique par leur mécanisme d'action : c'est dans la moelle osseuse que les cellules sanguines sont produites et c'est sur cette moelle osseuse que les facteurs de croissance agissent, ce qui peut occasionner des douleurs. L'endroit de l'injection est lui aussi parfois douloureux.

PRISE EN CHARGE DES INFECTIONS ET DES NEUTROPÉNIES

En cas de fièvre et avec un taux de leucocytes inférieur à la normale, mais avec un taux de neutrophiles supérieur à 500 éléments par millimètre cube, le médecin prescrira des antibiotiques en fonction des constatations cliniques et s'il existe un signe d'appel (par exemple, une infection urinaire). Cette antibiothérapie n'est pas systématique. L'état fébrile peut s'expliquer par d'autres phénomènes qu'un état infectieux chez un malade atteint de cancer : la mort des cellules tumorales elles-mêmes entraîne par exemple une inflammation, de même que l'activité du cancer, ou encore une thrombose… L'hospitalisation est dans ce cas justifiée si le traitement est mal toléré, mais elle doit être évitée autant que possible car elle pourrait exposer un patient fragilisé sur le plan des défenses immunitaires à des germes hospitaliers, les fameuses infections « nosocomiales », par nature plus résistants aux antibiotiques et plus dangereux pour le malade.

Les infections nososcomiales sont en effet deux fois plus fréquentes chez les patients traités en oncologie ou en hématologie[9]. Il s'agit d'une des causes importantes de complications graves chez les patients atteints de cancer.

En cas de fièvre et avec un taux de polynucléaires neutrophiles inférieur à 500 éléments par millimètre cube, on parle de neutropénie fébrile (ou agranulocytose). Il faut alors déclencher une hospitalisation en urgence, en unité d'hospitalisation conventionnelle et en chambre seule, sauf s'il existe d'emblée un état septique sévère justifiant un transfert en réanimation. Une prise en charge ambulatoire peut s'envisager dans certaines circonstances particulières. La prise d'antibiotiques est alors systématique, guidée par la clinique et les examens biologiques. Toutefois, le bilan initial est souvent négatif, l'examen clinique souvent pauvre, notamment du fait de l'absence de globules blancs. Car cette absence est aussi à l'origine d'une absence de réaction de l'organisme. Celle-ci se manifeste habituellement par une inflammation, une rougeur, la formation de pus… Mais sans globules blancs, ces signes ne se manifesteront pas. Pas de globules blancs, pas de réaction ; pas de réaction, pas d'inflammation ni de pus !

Le patient sera surveillé très régulièrement, afin de ne pas méconnaître une évolution vers un état de choc septique qui, dans cette situation, pourrait être rapide. La durée de la neutropénie est habituellement inférieure à sept jours.

Quand une agranulocytose de ce genre est mise en évidence alors qu'il n'y a pas de fièvre (par exemple, au cours d'une formule sanguine révélant un taux de polynucléaires neutrophiles inférieur à 500 éléments par millimètre cube), aucune hospitalisation n'est justifiée. Il est au contraire recommandé au patient de rester à son domicile et d'éviter seulement le contact avec des proches porteurs d'une infection. N'hésitez pas dans ces cas-là à vous montrer plus prudent que jamais, à porter un masque même chez vous en cas de visite, à vous laver souvent les mains et à vous tenir à distance raisonnable de tout le monde.

ANÉMIE ET BAISSE DES GLOBULES ROUGES

L'anémie est définie comme la baisse des globules rouges et donc du taux d'hémoglobine (protéine qui permet l'oxygénation du sang et des tissus). C'est un phénomène fréquent au cours d'une cure de chimiothérapie. Il explique une partie de la fatigue ressentie par les patients. Les autres signes en sont la pâleur, l'essoufflement au moindre effort, les vertiges et les palpitations.

Par ailleurs, des traitements concomitants peuvent également majorer l'anémie, tels que la radiothérapie ou certaines thérapies ciblées. Enfin, les carences nutritionnelles et parfois la présence de cellules cancéreuses dans la moelle osseuse peuvent y contribuer.

L'intensité de la baisse des globules rouges augmente généralement avec le nombre de cures. Il n'y a pour le moins pas d'accoutumance. La durée de vie des globules rouges étant d'environ trois mois, on comprend que les effets s'accumulent et l'anémie et la fatigue s'installent au fil des cures.

Ce qu'il faut faire en cas d'anémie

En cas de forte anémie, il est parfois nécessaire de faire une transfusion de globules rouges. La justification d'une transfusion prend en compte le taux d'hémoglobine et l'état clinique du patient. Le médecin est parfois également amené à prescrire des médicaments stimulant la production de globules rouges comme l'érythropoïétine (EPO). Les polémiques sur un possible effet délétère des érythropoïétines ont par ailleurs conduit à des recommandations assez restrictives des sociétés savantes et à l'insertion, en France du moins, d'une mise en garde dans l'autorisation de mise sur le marché de ce produit. Cependant, il faut comparer ces inconvénients à ceux d'une transfusion sanguine, ainsi que les coûts respectifs. Les principaux effets secondaires de l'EPO sont l'apparition d'une hypertension artérielle et une augmentation du risque thromboembolique, il faudra donc bien surveiller votre tension si on vous en administre. On constate aussi parfois des maux de tête. En cas d'antécédent de thrombose veineuse profonde, le rapport bénéfice/risque doit donc être rigoureusement pesé mais, hors de ce contexte, l'EPO présente des avantages certains. Lorsqu'on l'utilise en traitement d'une anémie chimio-induite, du moment qu'on respecte les recommandations d'utilisation, il n'y a pas aujourd'hui de conséquences délétères démontrées sur la survie, contrairement à ce que laissaient entendre des publications initiales.

Enfin, carences alimentaires et saignements (parfois microscopiques ou au niveau de la tumeur et donc difficilement détectables) peuvent entraîner un déficit en fer. Or, cet élément est indispensable à la fabrication de l'hémoglobine qui capte l'oxygène dans le globule rouge. C'est ce qu'on appelle la « carence martiale ». Son diagnostic repose sur le dosage d'éléments biologiques sanguins (fer et ferritine, et coefficient de saturation de la transferrine). Si les réserves sont faibles, un traitement de fer par voie injectable vous sera proposé. Une alimentation riche en fer (qui se trouve par exemple dans les légumineuses, telles que les petits pois, lentilles et soja, les viandes rouges, le boudin, le foie et les fruits secs) est souhaitable.

BAISSE DES PLAQUETTES

Les plaquettes donnent au sang sa capacité à coaguler, c'est-à-dire à former un caillot lors d'une coupure et à arrêter le sang de couler. Une baisse des plaquettes anormale, qui s'observe parfois au cours d'une chimiothérapie, a pour nom une « thrombopénie » ou encore « plaquettopénie ». Le principal danger de la thrombopénie est le risque d'hémorragie lors de coupures accidentelles et parfois d'hématomes (des saignements internes) pour des contusions même modérées en apparence.

En cas de baisse des plaquettes, des saignements de nez peuvent survenir. Des ecchymoses apparaissent parfois au moindre coup, jusqu'à paraître spontanées, le plus souvent parce que le traumatisme était minime et qu'il est passé inaperçu. Les saignements utérins (métrorragies) s'accentuent. Chez les femmes en période d'activité génitale, alors que beaucoup de médicaments de chimiothérapie entraînent l'arrêt du cycle menstruel, une thrombopénie peut entraîner de « fausses règles », parfois abondantes.

Des saignements digestifs ou urinaires sont également possibles et insidieux, car le plus souvent invisibles et indolores. Il faut savoir les détecter.

Les signes à surveiller

Il est important de surveiller et de signaler au médecin les symptômes suivants :

- des saignements de nez ;
- des saignements anormaux des gencives lors du brossage des dents ;
- une apparition inhabituelle de bleus ou de taches mauves puis jaunes sur la peau (hématomes) ; ou bien de petites taches rouges (purpura thrombopénique) ;
- la présence de sang dans les selles ou des selles noires et d'odeur fétide ;
- la présence de sang dans les urines ;
- des vomissements mêlés de sang.

Ce qu'il faut faire préventivement

Il faut aussi bien sûr veiller à limiter le risque de coupures et d'hémorragies. Pour cela, quelques précautions utiles :

- utiliser un rasoir électrique ;
- utiliser une brosse à dents souple. Lorsque la thrombopénie est importante, éviter le fil dentaire, voire employer un coton-tige ou un linge propre ;
- éviter impérativement l'aspirine ou les produits qui en contiennent ;
- signaler tout traitement anticoagulant pris par ailleurs ;
- sécher la peau avec douceur.

Ce qu'il faut faire en cas de baisse des plaquettes

Lorsque la thrombopénie et les signes cliniques sont modérés, on se contentera de surveiller le nombre de plaquettes et d'appliquer les mesures ci-dessus.

Certaines chimiothérapies sont plus thrombopéniantes que d'autres (nitroso-urée, carboplatine, gemcitabine…). Une thrombopénie modérée (entre 75 000 et 100 000 éléments par millimètre cube) conduit le plus souvent à un ajustement des posologies de chimiothérapie. En dessous de 75 000 ou de 50 000 éléments par millimètre cube, la cure est en général reportée. En cas de thrombopénie inférieure à 20 000 éléments par millimètre cube, une transfusion plaquettaire doit être discutée. Il n'existe pas, à l'heure actuelle, de facteurs de croissance des thrombocytes (cellules précurseurs des plaquettes) disponibles.

La survenue d'une thrombopénie chez un patient sous anticoagulant peut remettre en cause la poursuite de ce traitement. Elle impose alors de considérer l'indication du traitement, la durée prévisible et la profondeur de la thrombopénie, le risque hémorragique propre au patient.

Les extractions dentaires restent réalisables si elles ne peuvent attendre la fin du traitement. Il faudra là encore synchroniser le geste avec les cures de chimiothérapie : le risque est minimisé si les extractions sont réalisées juste avant la cure, le temps de cicatrisation correspondant *grosso modo* à la durée de vie moyenne des leucocytes et des plaquettes. Il faut bien sûr éviter de les faire autour du J +7 jusqu'au J +10, le nadir de la chimiothérapie.

Dans d'autres cas, à la suite d'une diminution trop importante des globules rouges et des plaquettes, une transfusion de sang peut être réalisée. Les transfusions sanguines doivent néanmoins être utilisées à bon escient. Le seuil transfusionnel dépend de plusieurs facteurs tels que la tolérance clinique, l'évolution prévisible de l'anémie, les antécédents cardiovasculaires… Ne vous étonnez pas si votre médecin n'y a pas systématiquement recours !

11 LA PEAU ET LES ONGLES

LA PEAU

Les effets de la chimiothérapie sur la peau sont plus ou moins importants selon les traitements et le type de peau (peau fine ou épaisse, teint clair ou mat...). Cependant, prendre soin de sa peau, la protéger, en particulier celle des mains et des pieds, est toujours important en cas de traitement par chimiothérapie. La peau est un miroir assez direct de l'état de santé, la prémunir des atteintes les plus visibles permettra, d'une part, de préserver votre apparence et, d'autre part, votre moral.

Malheureusement, la liste des effets indésirables est longue : dessèchement, desquamation, rougeurs, éruptions, petits boutons (rash) ou plaques, sensation de fourmis ou de picotements... Il existe également une atteinte particulière, appelé le « syndrome main-pied ». Il est assez rare mais très vif. Il s'agit initialement de rougeurs et de gonflements sur la paume des mains et sur la plante des pieds, parfois accompagnés de desquamations et de fourmillements. Des petites bulles ou cloques peuvent apparaître. Ce syndrome est souvent déclenché par des chimiothérapies particulières (5FU, capécitabine, mais aussi la famille des anthracyclines et des taxanes, la cytarabine) et de certaines thérapies ciblées (sunitinib sorafénib, trastuzumab).

La chimiothérapie entraîne aussi une photosensibilisation, c'est-à-dire une fragilité cutanée vis-à-vis des rayons ultraviolets du soleil, ce qui peut provoquer des coups de soleil accélérés et même des brûlures en cas d'exposition, voire l'apparition de taches pigmentaires définitives.

La plupart de ces effets toxiques s'estompent progressivement après l'arrêt de la chimiothérapie. Il faut cependant parfois plusieurs semaines, voire plusieurs mois, pour qu'ils disparaissent totalement.

Les professionnels en socio-esthétique et les recommandations de l'Association française pour les soins de support en oncologie préconisent avant tout des soins de la peau et une hydratation régulière[10].

Ce qu'il faut faire

- Réaliser une toilette biquotidienne (avec un savon dermatologique, pain surgras, huile ou lotion nettoyante ou lait démaquillant). Rincer à l'eau claire ou à l'eau thermale en pulvérisation.

- Hydrater quotidiennement la peau (après la toilette, sur le visage, le cou, le décolleté, les mains et les pieds, et sur le corps).
- Réaliser une manucure et une pédicure douces avant de commencer le traitement, si des callosités sont présentes.
- Se procurer des produits dermatologiques ou cosmétiques en pharmacie ou parapharmacie.
- Privilégier les produits hypoallergéniques.
- Réaliser des soins spécifiques par hydratation intense (soins socio-esthétiques).
- Porter des vêtements amples et des chaussures souples.
- Limiter les frottements et les pressions sur la peau.
- Porter des gants en cas d'activités de jardinage, de bricolage ou de tâches ménagères.
- Se protéger du soleil par des écrans forts en cas d'exposition non évitable ou indirecte forte (UVA et UVB, avec un indice de protection maximale 50).
- Certaines équipes proposent des gants et chaussons réfrigérants pour limiter la survenue du syndrome main-pied, mais leur efficacité est incertaine et ces dispositifs sont en général mal supportés en pratique.

Ce qu'il ne faut pas faire

- S'exposer au soleil (visage, corps, mains, pieds) pendant toute la durée de la chimiothérapie, mais aussi plusieurs mois après.
- Exposer ses mains et ses pieds à la chaleur et au froid ; y compris les bains très chauds, le sauna, le hammam, etc.
- Réaliser des activités qui entraînent un frottement de la peau ou une pression sur les mains (activités ménagères ou de jardinage sans gants de protection, course à pied).
- Porter des pansements adhésifs, des bandages et bijoux serrés.
- Utiliser un rasoir mécanique.
- Réaliser des séances d'UV, de peeling, des masques à l'argile.
- Utiliser des produits fortement alcoolisés et de grosses quantités de parfum.

En cas de rougeur ou d'hypersensibilité de la peau et malgré l'application de ces conseils, il est nécessaire de consulter votre médecin qui établira le diagnostic et jugera des soins locaux ou généraux appropriés.

Maquillage

Certaines précautions sont nécessaires pour l'utilisation de maquillage. Demandez conseil à une onco-esthéticienne qui pourra vous aider à :

- corriger un teint terne, éviter l'effet grise mine ;
- illuminer le regard, estomper les marques de fatigue comme les cernes ;
- restructurer le sourcil et redéfinir le regard, estomper la proéminence de l'arcade ;
- effectuer un contour des yeux en l'absence ou en cas de cils clairsemés, pour redonner de la profondeur au regard.

LES ONGLES

Ce qu'il faut savoir

Un certain nombre de molécules utilisées en chimiothérapie entraîne des effets secondaires sur les ongles. L'oncologue ou votre médecin évaluera les niveaux d'atteinte :

- fragilisation des ongles, changement de pigmentation ou inflammation, appelée « onychopathie » ;
- décollement progressif de l'ongle, souvent douloureuse avec suppuration parfois, appelé « onycholyse » ;
- inflammation de la peau du pourtour de l'ongle, appelée « périonyxis ».

Ce qu'il faut faire

- Avant la chimiothérapie : masser les ongles une fois par jour avec une huile nourrissante pouvant contenir de la vitamine E.
- Au début de, pendant et après la chimiothérapie : appliquer une fois par semaine une base transparente au silicium qui protège les ongles en limitant la photosensibilisation (vis-à-vis des rayons du soleil UVA/UVB). Plusieurs solutions filmogènes hydrophiles, riches en silicium, sont disponibles et sont à appliquer sur les ongles des mains et des pieds. Elles peuvent être neutres ou colorées, voire foncées. Les « *top coat* » sont aussi utilisables au-dessus d'un vernis.
- Appliquer des produits à base d'urée (pour lutter contre le dessèchement et l'épaississement de l'ongle).
- Maintenir les ongles courts, de préférence à la lime ou au polissoir (plutôt qu'au coupe-ongles ou aux ciseaux).
- Retirer les vernis avec un dissolvant doux, sans acétone.
- Pour les pieds, prévoir un rendez-vous chez le pédicure avant le début du traitement afin d'éliminer les callosités.
- Renouveler l'application de la base transparente et du vernis dès que celui-ci est écaillé.

- Porter des gants doublés en coton pour les tâches ménagères et manuelles (bricolage ou jardinage).
- Porter des gants en hiver.
- Limiter le contact avec l'eau.
- Limiter le contact direct avec les produits agressifs et détergents.
- En cas de fissures : appliquer une crème cicatrisante.
- En cas de sècheresse intense :
    - appliquer une crème ou un baume en couche épaisse ;
    - réaliser des soins chez l'onco-esthéticienne.

Ce qu'il ne faut pas faire

- Utiliser des vernis cellulosiques. Un passage transcutané a été observé sur les ongles altérés après certains traitements chimiothérapiques lors de l'utilisation de ces vernis.
- Se couper les ongles avec un coupe-ongles.
- Porter des talons trop hauts (pour éviter la butée des ongles sur la chaussure).
- Utiliser des lotions exfoliantes ainsi que des crèmes pour les mains contenant de l'acide glycolique ou de l'acide lactique, qui fragilisent les ongles.
- Porter des vernis pailletés ou nacrés (ils sont allergisants et attirent la lumière) ; ils sont par ailleurs souvent plus difficiles à retirer.

- Acheter des vernis de mauvaise qualité (préférer les achats en pharmacie ou parapharmacie).
- Porter des vernis contenant de la colophane, du toluène, du formol ou des parabènes.
- Utiliser des vernis durcisseurs pendant le traitement.
- Réaliser la pose de faux ongles, en gel ou en résine, qui peuvent favoriser des infections.
- Se ronger les ongles, les peaux ou les cuticules.

12
LES TROUBLES DIGESTIFS

Les troubles digestifs, notamment les nausées et les vomissements, sont parmi les effets indésirables les plus fréquents et les plus redoutés par les patients qui commencent une chimiothérapie. Leur mauvais contrôle peut avoir un impact important sur la qualité de vie et un retentissement social fort, dans les aspects quotidien, professionnel et social. Ils peuvent en outre être responsables de complications métaboliques : perte de poids, dénutrition, troubles ioniques ou déshydratation, qu'il convient de ne pas laisser s'installer. Pour toutes ces raisons, il est important de ne pas les négliger ni les subir plus que nécessaire. Des traitements existent, qui les atténueront et les rendront plus supportables.

Il faut noter tout de suite qu'en la matière, un écart se crée souvent entre la perception des patients et l'estimation des soignants de l'importance de ces troubles. Cet écart doit être réduit par l'écoute, le dialogue et l'utilisation d'échelles précises, afin d'optimiser les traitements.

Des progrès majeurs ont été effectués dans les années récentes concernant la prise en charge thérapeutique de ces troubles une fois installés, mais aussi et surtout concernant la prise en charge préventive. Différents protocoles permettent aujourd'hui d'éviter les effets nauséeux des médicaments de chimiothérapie.

LES NAUSÉES ET VOMISSEMENTS

Ce qu'il faut savoir

Il est probable que l'organisme perçoive les médicaments de chimiothérapie comme des substances toxiques dans le sang et qu'il réagisse par réflexe en voulant les rejeter par des nausées et des vomissements. Il s'agit d'un mécanisme de protection contre les toxines ingérées, qui se trouve dans ce cas-là purement inutile : il n'expulse rien puisque les drogues sont administrées dans le sang directement, et nuit par ailleurs à la nutrition et à la qualité de vie.

Les nausées sont très fréquentes, quelle que soit la chimiothérapie. Certaines molécules les rendent même quasi inévitables (comme les sels de platine ou le cyclophosphamide). Elles dépendent aussi des personnes, qui tolèrent différemment les produits. Les personnes sujettes au mal des transports, les jeunes et les femmes sont en général plus à risque. Assez curieusement, l'alcoolisme est un facteur corrélé à une meilleure tolérance.

Les nausées surviennent généralement quelques minutes à quelques heures après la cure et peuvent durer deux à trois jours. Vingt-quatre heures après la cure, on parle de vomissements retardés. Dans certains cas, les nausées et vomissements peuvent survenir dans les jours ou les heures qui *précèdent* le début du traitement, on dit alors qu'ils sont anticipés. Il s'agit le plus souvent de personnes ayant déjà reçu une chimiothérapie, qui réagissent par réflexe.

Les médicaments indiqués dans le tableau à la fin de ce chapitre (p. 192-193) montre la fréquence des troubles digestifs en fonction des principaux produits. L'amplitude des nausées et vomissements, en fonction des répercussions et du nombre d'épisodes, font par ailleurs l'objet d'une gradation clinique (grade I à IV en fonction de la sévérité) qui pourra aider à objectiver les troubles afin de les transmettre correctement aux médecins et envisager la conduite à tenir.

Ce qu'il faut faire avant et pendant le traitement

- Fractionner les repas (plutôt que deux repas principaux, préférer six à huit petits repas et/ou collations par jour).
- S'hydrater fortement (plutôt avant et après les repas, 2 litres au moins). Les boissons gazeuses, en

particulier à base de cola, peuvent avoir un effet anti-émétique et sont riches en électrolytes.

- Éviter les aliments lourds, fris, gras, les plats en sauce.
- Manger lentement pour faciliter la digestion.
- Éviter les plats très odorants et très chauds, favoriser les plats froids.
- Éviter le tabac. Consommer une boisson alcoolisée reste possible avec modération et sauf contre-indication.
- Le jeûne est clairement contre-indiqué lors de la chimiothérapie. Cela peut même s'avérer préjudiciable s'il existe un état de dénutrition.
- Pour certains, les pastilles ou bonbons mentholés en cas de sensation de mauvais goût ou de forte sensibilité aux odeurs qui peuvent générer des nausées peuvent être utiles.
- Les tisanes de gingembre frais peuvent aider à soulager les nausées.
- Faire des exercices de relaxation avant et pendant la perfusion de chimiothérapie.
- Prévoir des activités distractives durant la chimiothérapie (jeux, télévision, cinéma, musique, lecture, discussion…).

Ce qu'il faut faire en cas de vomissements

- Se rincer la bouche avec de l'eau froide et attendre une à deux heures avant de s'alimenter.

- En cas de vomissements répétés, veillez à maintenir un apport suffisant de liquide et de sels minéraux dans le corps, car les vomissements provoquent des pertes de liquide et même, dans certains cas, une déshydratation.
- Encourager la prise de compléments alimentaires si des vomissements itératifs persistent et entraînent une diminution des apports caloriques importants.

Ce qu'il faut faire en traitement préventif

Le traitement préventif doit être personnalisé, adapté à votre métabolisme. Votre médecin va pour cela :

- estimer le niveau émétisant du protocole (voir le tableau en fin de chapitre) ;
- prendre en compte vos facteurs de risque personnels (âge, sexe, mal des transports...) ;
- définir le protocole de prévention.

On parle de prévention primaire ou secondaire, selon que l'on traite dès le premier cycle de chimiothérapie ou à la suite de nausées ou de vomissements. Ces médicaments sont administrés par voie orale, intraveineuse ou par suppositoire.

Il existe aujourd'hui de nombreuses molécules et des protocoles de prévention bien codifiés. Ils sont systématiquement employés quand la chimiothérapie utilisée est classée parmi les fortement ou les moyennement émétisantes.

Les traitements médicamenteux

Le mécanisme biologique qui déclenche les nausées et vomissements passe par de petites molécules qu'on appelle les « neurotransmetteurs » (ou neuromédiateurs), qui agissent sur des structures du cerveau et au niveau du tube digestif. Il s'agit notamment de la dopamine, de la sérotonine et de la substance P. Ils se lient à différents récepteurs (respectivement D2, 5HT3, NK1) localisés dans l'intestin et le système nerveux central. Ce sont ces récepteurs qui constituent les cibles des médicaments antiémétiques. On utilise le plus souvent ce qu'on appelle un « antagoniste du récepteur », c'est-à-dire une molécule qui va bloquer le récepteur et ainsi son action émétisante.

Pour la dopamine via les récepteurs D2, on dispose de l'alizapride et du métoclopramide. Pour la sérotonine via les récepteurs 5-HT3, on dispose de l'ondansétron et du granisétron, et pour la substance P qui se lie aux récepteurs de la neurokinine 1 (NK1) de l'aprépitant, du nétupitant et du rolapitant.

Des corticoïdes à forte dose administrés en même temps que certains médicaments et que la chimiothérapie préviennent également les nausées et vomissements et sont souvent utilisés pour les protocoles hautement émétisants.

Les anxiolytiques peuvent également être utiles, en particulier lorsque la composante anxiogène des vomissements est importante. Ce peut être le cas des vomissements anticipatoires, pour lesquels des méthodes supplémentaires, comme la relaxation, peuvent être indiquées. Les vomissements retardés sont parfois plus difficiles à contrôler.

Les médicaments antiémétiques présentent des effets indésirables et il est donc important de prendre un avis médical avant leur prise et de ne pas s'automédiquer (sauf bien sûr en entente « anticipée » des troubles avec votre médecin). Parmi les effets indésirables, on retrouve assez souvent une somnolence et exceptionnellement (pour le métoclopramide) des troubles neuromusculaires rappelant la maladie de Parkinson. Pour les sétrons, les effets indésirables modérés sont relativement fréquents, en particulier la constipation et les maux de tête. Plus rarement, les tests hépatiques peuvent être modifiés. Pour les antiNK1, les effets les plus fréquents sont un état de fatigue, un hoquet. Enfin, les corticoïdes peuvent entraîner un risque d'insomnie ou de bouffées de chaleur.

Médecines douces en renfort

C'est un domaine dans lequel les médecines complémentaires, aussi appelées médecines douces, aident sans aucun doute. L'Institut national du cancer met cependant en garde sur des traitements non validés scientifiquement, qui revendiquent de pouvoir se substituer aux traitements médicamenteux et qui ne sont pas intégrés dans un cadre de prise en charge multidisciplinaire.

Parmi ces méthodes efficaces, on peut citer :

- des approches psychologiques comme l'art thérapie, la musicothérapie, mais aussi l'hypnose, la sophrologie, le yoga pour soulager la composante anxiogène des vomissements ;
- l'acupuncture et l'auriculothérapie, proposées en complément d'une prévention médicamenteuse par certaines équipes. Le niveau de preuve des études disponibles est relativement faible, mais elles semblent diminuer la sévérité des nausées aiguës ;
- l'homéopathie, la phytothérapie (attention, les plantes peuvent avoir des effets très forts et toxiques ! Rappelons que les taxanes, qui comptent parmi les molécules de chimiothérapie les plus utilisées, proviennent des épines d'un conifère non résineux : l'if !) ;
- la réflexologie, l'ostéopathie, les massages.

Risque de vomissements en fonction du type de chimiothérapie

Risque émétisant	Fréquence des vomissements	Groupe	Molécules
Très fort	> 90 %	V	Cisplatine Dacarbazine Méchloréthamine Melphalan Procarbazine Streptozocine

Fort	60 à 90 %	IV	Carboplatine Cyclophosphamide Lomustine Méthotrexate Actinomycine D Cytarabine
Moyen	30 à 60 %	III	Busulfan Doxorubicine Daunorubicine Oxaliplatine Irinotécan Épirubicine Étoposide Vinorelbine Ifosfamide
Faible	10 à 30 %	II	5-fluorouracile Afatinib Étoposide Fludarabine Gemcitabine Mercaptopurine Méthotrexate Mitomycine Paclitaxel Topotécan Vindesine Capécitabine Cytarabine Docétaxel Doxorubicine Éribuline
Très faible	< 10 %	I	Asparaginase Bléomycine Chlorambucil Hydroxyurée Vinblastine Vincristine Vinorelbine

LES DIARRHÉES

La diarrhée est un autre effet indésirable digestif fréquent lors de traitements par chimiothérapie, quelle que soit la molécule utilisée. Le mécanisme principal est celui de l'atteinte particulière de la muqueuse digestive (dont le renouvellement est aussi l'un des plus rapides de l'organisme). Cette toxicité entraîne une diminution des capacités d'absorption de l'intestin, une desquamation plus importante des cellules digestives et une augmentation de la sécrétion de fluides.

La diarrhée se définit par une augmentation du nombre de selles quotidiennes par rapport à d'habitude ainsi que par l'apparition de selles liquides ou nocturnes. Comme pour les vomissements, les diarrhées ne doivent pas être négligées en raison de la répercussion sur la qualité de vie, sociale et professionnelle, et de complications possibles (troubles ioniques, déshydratation, colite...). Il est important d'informer son médecin afin d'éviter toute complication. Une diarrhée qui s'accompagne de fièvre doit conduire à consulter et être prise en charge très rapidement.

La complication principale des diarrhées est la déshydratation car elles induisent de fortes pertes en eau et en sel. Il est donc essentiel de s'hydrater abondamment pour les compenser. L'eau plate est indispensable, mais il est important de consommer également des boissons contenant des électrolytes, du sel ou du sucre, telles que les bouillons, les boissons commercialisées pour les sportifs ou les boissons à base de cola (éventuellement dégazéifiées).

Ce qu'il faut savoir

La survenue de diarrhée dépend du type de chimiothérapie, de la dose utilisée, de la tolérance digestive personnelle et du type de cancer (les cancers digestifs colorectaux étant plus à risque). Cependant, il est difficile de prédire l'apparition de ces troubles avant le traitement.

Ce qu'il faut faire préventivement

- S'hydrater en buvant fréquemment, même en petite quantité, afin d'arriver à 2 litres d'eau par jour. Alterner les différents types de liquides : eau, bouillon, tisane, soda dégazéifié, par exemple.
- Il n'est pas nécessaire de modifier radicalement ses habitudes alimentaires à titre préventif.
- Fractionner les prises alimentaires favorise un transit plus régulier.
- Éviter les boissons caféinées qui accélèrent le transit intestinal : café, thé, certaines boissons énergisantes.
- Éviter les plats épicés, qui irritent le tube digestif. Il est également préférable d'éviter de boire de l'alcool, lui aussi irritant.
- Éviter les plats gras ou frits, les sauces.

À la différence des nausées et vomissements, les traitements antidiarrhéiques, s'ils existent, n'ont pas montré de bénéfices en utilisation préventive (en dehors de troubles déjà présents). Ils peuvent même exposer les patients à un risque de constipation, ce qui n'est bien sûr pas souhaitable.

Ce qu'il faut faire en cas d'accélération du transit

- Adopter un régime dit « antidiarrhéique » : pâtes, riz, bananes mûres, compote de pommes, blancs de poulet, œufs durs, pain grillé ou biscottes… Une diététicienne vous apportera tous les conseils ou précisions utiles.
- Éviter les boissons glacées.
- Attention aux aliments contenant du lactose, même si vous n'y êtes pas intolérant. La diarrhée liée à la chimiothérapie peut entraîner une intolérance temporaire. Préférez les produits laitiers fermentés (yaourts, crèmes, fromages) ou éviter les produits laitiers si une intolérance apparaît.
- Éviter les fibres alimentaires, qu'on retrouve essentiellement dans les fruits et les légumes crus, les céréales, le pain complet et les légumineuses (lentilles, haricots secs), qui sont peu digérées. On peut cependant consommer des bananes et de la compote ou de la gelée de coings, ainsi que des légumes bouillis, qui apportent beaucoup d'eau. Le chou et

le brocoli restent à éviter car ils ont un potentiel diarrhéique important, même après cuisson.

- Un médicament antidiarrhéique de type lopéramide (qui ralentit le transit) pourra vous être prescrit par votre médecin.
- Si la diarrhée s'accompagne de fièvre ou de vomissements, consultez rapidement votre médecin.

Parfois, la diarrhée entraîne une irritation anale. Dans ce cas, pratiquez un nettoyage au savon doux et à l'eau tiède après chaque selle. Appliquez une crème protectrice ; un bain de siège tiède peut aussi soulager les douleurs.

En cas de diarrhée prolongée, un risque de déshydratation peut nécessiter une perfusion pour apporter eau et électrolytes.

LA CONSTIPATION

D'autres médicaments de chimiothérapie entraînent au contraire une constipation. Les médicaments antiémétiques et le ralentissement de l'activité physique peuvent y contribuer. Quelques conseils permettent de prévenir ou de gérer cette constipation :

- boire au moins 2 litres d'eau par jour ;
- privilégier les aliments riches en fibres comme les fruits et les légumes frais, les compotes de pruneaux, les céréales et le pain complet ;
- faire de l'exercice de façon régulière ;

- boire un verre d'eau glacée ou un jus de fruit au réveil ;
- pratiquer des massages doux du ventre.

Si la constipation persiste, le médecin peut prescrire un médicament laxatif adapté. Il n'est pas recommandé d'en prendre sans avis médical.

13 FERTILITÉ ET SEXUALITÉ

Les cellules de la reproduction, qu'on appelle « gamètes », ont un taux de renouvellement très rapide. Les ovocytes chez les femmes et les spermatozoïdes chez les hommes font donc les frais du mécanisme d'anti-division cellulaire qui gouverne la chimiothérapie.

De plus, la chimiothérapie a un effet toxique néfaste sur leurs précurseurs, ce qui a des conséquences à long terme sur la fertilité. Elle touche en effet les cellules souches germinales qui sont à l'origine de la production des spermatozoïdes et des ovocytes ; leur « cellule mère », en quelque sorte. Ces cellules sont stockées dans les gonades, c'est-à-dire les testicules et les ovaires.

Contrairement à la plupart des effets indésirables dont nous avons parlé jusqu'ici, ceux de la chimiothérapie sur les cellules reproductives sont parfois irréversibles, car elle peut entraîner la disparition complète de ces cellules mères. Par ailleurs, même quand elle ne va pas jusqu'à les faire disparaître, elle peut également être toxique pour leurs gènes et, de ce fait, augmenter le risque de maladie congénitale chez un enfant conçu lors d'une chimiothérapie. C'est ce qui explique la recommandation, chez les hommes comme chez les femmes, d'une contraception stricte en cas de chimiothérapie.

Chez une femme, l'effet toxique sur les ovaires entraîne de surcroît une baisse de la sécrétion hormonale qui se manifeste par des signes semblables à ceux de la ménopause (par exemple, des bouffées de chaleur) ou des perturbations du cycle menstruel. Un trouble de la production hormonale peut être observé chez l'homme également, pour certaines chimiothérapies, mais il est beaucoup plus rare.

LA FERTILITÉ

Les effets de la chimiothérapie sur l'ovaire dépendent beaucoup de l'âge auquel le traitement est reçu. La fonction ovarienne diminue naturellement avec l'âge et la ménopause survient lorsque le stock d'ovocytes est épuisé, un processus physiologique de diminution de la réserve ovarienne que la chimiothérapie accélère. Plus les femmes sont âgées, plus la chimiothérapie risque de mettre un terme à la fonction des ovaires de manière définitive. Ainsi, une patiente sur deux de plus de 40 ans aura une aménorrhée (absence de règles) définitive. Pour les femmes âgées de moins 30 ans, le risque touche une femme sur trois pendant le traitement. En pratique, chez les femmes en période d'activité génitale, les cycles menstruels deviennent le plus souvent irréguliers (dysménorrhée) ou s'arrêtent (aménorrhée).

Le délai de retour des règles est variable après l'arrêt de la chimiothérapie. Cette récupération ovarienne peut se faire dans les semaines, les mois ou les années qui suivent. Il en est de même pour la production des spermatozoïdes, qui peut diminuer ou s'arrêter après la chimiothérapie. La reprise de la fonction peut prendre jusqu'à plusieurs années, là aussi. Mais parfois, elle ne revient jamais à la normale. Tout cela explique l'importance capitale de préserver, chez les femmes comme chez les hommes, la fertilité ultérieure, de préférence avant tout traitement par chimiothérapie.

L'atteinte de la fertilité et de la production des hormones ovariennes (œstrogène et progestérone) dépend beaucoup du type de chimiothérapie, de la dose et de la durée des traitements. Le cyclophosphamide et la famille des alkylants, dont font partie les sels de platine, ainsi que la doxorubicine sont particulièrement toxiques, alors que d'autres molécules telles que le méthotrexate, le 5-fluorouracile ou la vincristine le sont moins (voir le tableau en fin de chapitre, p. 218).

Ce qu'il faut savoir

- Chez les femmes non ménopausées, des troubles des règles ou leur arrêt sont très fréquents et s'accompagnent de signes semblables à ceux de la ménopause (bouffées de chaleur, sécheresse de la peau et des muqueuses…).

- Chez les femmes, même après le retour des règles, la fertilité peut être perturbée en raison de l'effet négatif de la chimiothérapie sur la qualité des ovocytes.
- Les effets secondaires de l'hormonothérapie dans le cancer du sein ou de la prostate, la radiothérapie et les thérapies ciblées peuvent s'ajouter aux effets délétères de la chimiothérapie sur la fertilité et la production hormonale.
- La chimiothérapie peut entraîner une toxicité sur le fœtus (augmentation de la probabilité d'anomalies génétiques et congénitales).
- Pour le cancer du sein et certains autres cancers, la contraception orale est cependant contre-indiquée. Il faudra vous tourner vers une contraception mécanique (préservatif ou stérilet). Une période de six mois est nécessaire après la chimiothérapie pour envisager un projet de grossesse.
- Des travaux de recherche récents étudient une protection ovarienne par castration chimique lors de la chimiothérapie. Cela pourrait être utile chez les femmes jeunes.

Ce qu'il faut faire

- Discuter avec votre équipe médicale de la question de la fertilité tôt dans votre parcours de soins et ne pas hésiter à poser vos questions. Il le devrait, mais ce problème n'est pas systématiquement abordé ni suffisamment discuté. Il s'agit pourtant d'une question urgente, à traiter *avant* le début de la chimiothérapie.

- Envisager une préservation de la fertilité le cas échéant. Celle-ci sera systématiquement étudiée en cas de toxicité importante du traitement.
- Maintenir une contraception efficace lors du traitement et six mois après. Cette contraception est requise, même si les cycles ont disparu de manière transitoire. Ce délai recommandé peut être plus long selon les organes touchés.
- Ne pas prendre de contraception hormonale en cas de cancer du sein ou de certains autres cancers (en particulier celui de l'utérus, ce dont je parlerai plus loin), car la prise d'hormones aurait l'effet inverse de la chimiothérapie et pourrait stimuler la croissance du cancer. Dans ce cas, une contraception mécanique, par préservatif ou stérilet au cuivre, est recommandée.
- En cas de cancer non hormonodépendant, un traitement hormonal substitutif de la ménopause peut être proposé quand les symptômes sont importants.

PRÉSERVATION DE LA FERTILITÉ CHEZ LES FEMMES

La consultation de fertilité doit donc être systématiquement proposée aux femmes jeunes. Le plus efficace est de la réaliser dans un centre de médecine et de biologie de la reproduction. Il s'agit de compléter l'information reçue, de discuter des projets d'enfant et d'envisager les modalités de la préservation de la fertilité. Cette question doit tenir compte de nombreux facteurs : désir d'enfant, âge, type de chimiothérapie, traitements antérieurs, vie en couple ou non, planning idéal pour la conception, organe touché par le cancer, gravité de la maladie… L'équipe médicale pluridisciplinaire devra intégrer ces facteurs lors de l'évaluation des stratégies de prise en charge du cancer et formuler des propositions adéquates pour préserver la fertilité.

Un cadre réglementaire et des recommandations ont été établies par l'Institut national du cancer[11] et l'Agence de la biomédecine[12], en précisant les bonnes pratiques, les modalités de l'information et du consentement. Celles-ci respectent les dispositions de la loi relative aux droits des malades ainsi que les règles fixées par l'arrêté relatif aux règles biologiques et aux bonnes pratiques en assistance médicale à la procréation (AMP). La réflexion est importante sur ces questions de préservation de la fertilité aujourd'hui. Ainsi, un plan « fertilité » a été lancé par le ministère de la Santé sous la houlette de mon ami le professeur Samir Hamamah, spécialiste international des techniques de préservation de la fertilité.

La limite de ces procédés de préservation est l'urgence à commencer le traitement par chimiothérapie, qui obérera parfois certaines possibilités de préservation : celles qui nécessitent trop de temps, pendant lesquels la tumeur pourrait progresser. Les stimulations ovocytaires font partie de ces techniques un peu trop longues pour être toujours envisagées. Cela étant dit, il existe plusieurs méthodes de préservation de la fertilité féminine.

La congélation d'embryon

Elle fait appel aux techniques de fécondation *in vitro* (FIV). C'est un bon moyen de préserver les chances de fertilité. La FIV consiste à obtenir plusieurs ovocytes fécondés. Il s'agit généralement de prélever par ponction des ovaires sous anesthésie locale ou générale après une stimulation hormonale et de réaliser en laboratoire une fécondation avec les spermatozoïdes du conjoint. Cette fécondation en laboratoire est obtenue en mettant en présence les spermatozoïdes et l'ovocyte ou en injectant directement un spermatozoïde dans l'ovocyte. Les embryons obtenus sont congelés afin de les réimplanter dans l'utérus de la femme après le traitement ou la guérison, quand le projet parental du couple redevient d'actualité.

La stimulation hormonale préalable n'est pas indiquée dans certains cancers (comme le cancer du sein, qui a des récepteurs hormonaux). On peut alors, dans certains cas, utiliser des stimulateurs non hormonaux de l'ovulation ou tenter de collecter des œufs par ovulation spontanée. C'est possible si l'on dispose d'au moins un mois avant le début de la chimiothérapie.

Dans ce contexte, une consultation avec un psychologue est nécessaire pour évaluer les souhaits et l'équilibre du couple. La FIV est en effet soumise à la loi de bioéthique de 2004 et sa révision de 2021.

En cas de décès de l'un des conjoints, il ne sera pas possible de procéder à une AMP par transfert des embryons issus de FIV ou des gamètes congelés du défunt. Cette pratique est autorisée dans certains pays, en Espagne, au Royaume-Uni ou en Belgique, mais elle n'a pas été retenue lors de la révision récente de la loi de bioéthique, malgré son intérêt et plusieurs partis favorables. Opposé au transfert de gamètes post-mortem, le CCNE avait par exemple rendu un avis favorable sur l'utilisation d'embryons issus de FIV en considérant que le projet parental était alors significativement engagé. Il avait émis des recommandations, telles que le consentement de l'homme de son vivant et un encadrement dans le temps[13]. Le professeur Israël Nisand, qui a présidé un temps le Collège national des gynécologues-obstétriciens français, rappelait lors des discussions parlementaires que seulement une dizaine de cas seraient concernés par an en France et que, humainement, il était très dur de dire à ces femmes que les embryons seraient détruits ou donnés à d'autres, mais pas à elles. Des questionnements psychologiques et éthiques multiples se posaient toutefois. Finalement, l'Assemblée nationale et le ministère de la Santé n'ont pas retenu cette option.

La congélation des ovocytes

La stimulation hormonale permet d'obtenir plusieurs ovocytes et de les congeler, dans le but de réaliser une FIV après la guérison. La préservation de la fertilité par conservation des ovocytes concerne les femmes en âge de procréer, qui ne souhaitent pas ou ne peuvent pas préserver leur fertilité par FIV et congélation d'embryons. Elle est ainsi une option pour les femmes qui n'ont pas de partenaires, qui ne veulent pas utiliser un don de sperme pour préserver un embryon congelé ou qui ont une réticence d'ordre religieux à recourir à cette méthode. Cette technique présente cependant un taux de succès inférieur à la congélation des embryons.

Elle peut être elle aussi contre-indiquée dans le cas de certains cancers du sein pour lesquels l'imprégnation hormonale aggraverait la maladie (ceux qui possèdent des récepteurs hormonaux précisément).

En cas de désir de grossesse après guérison, les ovocytes sont décongelés et fécondés *in vitro* avec les spermatozoïdes du partenaire. Les embryons obtenus sont alors réimplantés dans l'utérus de la femme.

La congélation du tissu ovarien

Il s'agit d'une technique encore en évaluation, qui n'existe que dans des centres très spécialisés. Elle consiste à retirer chirurgicalement tout ou partie d'un ovaire qui sera congelé en vue d'une réimplantation après les traitements. La transplantation sera effectuée dans le pelvis et les patients pourront mener dans certains cas des grossesses naturelles. Sinon, il faudra collecter les ovocytes pour réaliser une FIV. Ce procédé s'adresse à des femmes jeunes dont le traitement sera à l'origine d'une très probable perte de fertilité : toxicité très forte pour les ovaires ou traitement avant une greffe de moelle osseuse, radiothérapie à forte dose, etc. Elle constitue aussi une option quand la chimiothérapie doit être réalisée en urgence. Malgré son caractère expérimental, plus d'une centaine de grossesses ont déjà été obtenues dans le monde en 2019 grâce à cette technique, dont cinq en France[14]. Au-delà de la fonction reproductive, le tissu ovarien réimplanté est capable de produire à nouveau des œstrogènes, ce qui restaure la fonction hormonale des ovaires. Une voie de recherche actuelle est d'effectuer une maturation des œufs à partir du tissu ovarien en laboratoire, ce qui permettrait de réaliser une FIV par la suite.

La protection ovarienne par castration chimique

Il s'agit là de protéger les ovaires durant la chimiothérapie en faisant cesser leur activité, une sorte de mise en « hivernage ». Nous disposons pour cela de molécules qui agissent sur une hormone appelée LHRH (la gonadotrophine, qui gouverne la sécrétion hormonale par les ovaires). En inhibant cette gonadotrophine, le traitement met les ovaires au repos. Ainsi, on mettra plus d'œufs à l'abri de la chimiotoxicité. Les résultats des études réalisées à ce jour ne sont pas encore assez robustes pour étendre ces pratiques et des études cliniques en cours devraient permettre de connaître la place de cette stratégie dans un futur proche.

PRÉSERVATION DE LA FERTILITÉ CHEZ LES HOMMES

La plupart des médicaments de chimiothérapie diminuent le nombre de spermatozoïdes et entraînent une diminution de la fertilité, voire une stérilité masculine. Celle-ci peut être temporaire ou définitive. Comme pour les femmes, l'atteinte de la fertilité varie en fonction du type de traitement, des doses, de l'âge et de l'état général du patient. Il faut systématiquement en parler avec votre médecin.

La congélation de spermatozoïdes

Cette méthode de préservation de la fertilité masculine est actuellement la plus efficace à long terme. Pratiquée sans délai par les laboratoires de biologie de la reproduction, elle n'entraîne pas de retard notable au démarrage du traitement du cancer.

Le recueil des spermatozoïdes (par masturbation) est par ailleurs bien plus simple et bien sûr moins invasif à mettre en place que le recueil des ovocytes. Le recueil d'un éjaculat permet d'obtenir jusqu'à 100 millions de spermatozoïdes, alors que le recueil d'ovocytes permet dans les meilleurs cas d'en collecter une dizaine. On est loin de la parité pour le nombre de cellules recueillies comme pour la difficulté à les obtenir ! Pour les plus jeunes patients, pubères cependant, la nécessité de se masturber peut générer un embarras qui doit être pris en compte[15].

Il est très fortement recommandé d'effectuer le recueil du sperme ou le prélèvement de spermatozoïdes avant tout début de chimiothérapie ou de radiothérapie, afin d'éviter de conserver des spermatozoïdes dont la qualité et l'intégrité de l'ADN seraient altérées.

Les échantillons sont remis à une banque de sperme, où ils sont examinés et conservés dans de l'azote liquide à – 196 °C. Tous les processus biologiques sont ainsi interrompus et les spermatozoïdes congelés ne vieillissent pas. Ils sont ainsi notamment soustraits aux effets de la chimiothérapie, susceptible de causer des dommages génétiques qui, comme chez les femmes, pourraient entraîner des anomalies congénitales chez l'enfant à naître de ce gamète. C'est pourquoi on choisit parfois de fertiliser la femme avec des spermatozoïdes congelés de son conjoint, même après la reprise de la production normale de spermatozoïdes chez son partenaire sortant d'un traitement chimiothérapique.

La congélation de spermatozoïdes n'est possible qu'à partir de la puberté, lorsque les spermatozoïdes se forment, ce qui est problématique quand une tumeur maligne se présente à un plus jeune âge.

La conservation du tissu testiculaire

Le prélèvement et la conservation du tissu testiculaire chez les garçons prépubères sont autorisés en France, mais seulement pour en évaluer au mieux les indications et les modalités, dans le cadre d'un protocole de recherche. Des travaux portent actuellement sur la maturation *in vitro* puis la transplantation des cellules germinales dans les tubes séminifères et la greffe de tissu testiculaire au niveau du site de prélèvement (greffe orthoptique) ou en dehors (greffe hétérotopique), ce qui permettrait en théorie, comme pour le tissu ovarien, de restituer une double fonction hormonale et de fertilité. Ces techniques sont expérimentales et ne sont pas disponibles aujourd'hui en routine.

CONSENTEMENT ET MODALITÉ DE CONSERVATION DES GAMÈTES OU DES TISSUS GERMINAUX

Le consentement de la personne est systématiquement recueilli. Les modalités de l'information et du consentement doivent respecter les dispositions de la loi relative aux droits des malades ainsi que les règles fixées par l'arrêté relatif aux règles de bonnes pratiques cliniques et biologiques de l'AMP. Après information complète et compréhensible, le patient, ou le titulaire de l'autorité parentale s'il s'agit d'un mineur, ou encore le tuteur si la personne est placée sous tutelle, donne par écrit son consentement. Le consentement du mineur ou du majeur sous tutelle doit être systématiquement recherché s'il est apte à exprimer sa volonté et à participer à la décision[16].

À tout moment, le patient peut demander à mettre fin à la conservation ; les produits conservés seront détruits ou, si le patient y consent, cédés à un couple ou utilisés pour la recherche. En cas de décès, le centre met fin à cette conservation.

La durée de conservation n'est pas limitée dans le temps ; toutefois, selon la loi en vigueur, l'utilisation en AMP des gamètes et tissus germinaux conservés est réservée à des couples en âge de procréer. Par conséquent, la conservation de gamètes ou de tissus germinaux ne doit pas être proposée à des patients qui ne sont plus considérés comme tels. De même, au moment de consentir à la conservation, le patient doit être clairement informé de l'impossibilité de recourir à une AMP au-delà de l'âge normal de procréer (45 ans pour les femmes et 60 ans pour les hommes ou le membre du couple qui ne portera pas l'enfant[17]).

GROSSESSE ET CHIMIOTHÉRAPIE

Malgré les perturbations du cycle menstruel, une grossesse est parfois possible. En raison des effets génotoxiques sur les gamètes et donc potentiellement chez le fœtus, celle-ci reste formellement déconseillée. Dans le cas où elle advient, il est important d'en informer tôt l'équipe qui vous suit.

Par ailleurs, il arrive qu'un diagnostic de cancer soit fait pendant une grossesse (ce n'est hélas pas si rare, c'est le cas d'environ un cancer sur cent découverts chez une femme), et que le traitement nécessite un recours à la chimiothérapie. Les répercussions les plus toxiques sur l'embryon, entraînant des malformations ou des retards de croissance, s'observent durant le premier trimestre. Au-delà, la chimiothérapie peut être utilisée au second ou au troisième trimestre sans risques majeurs. Elle est stoppée au moins trois semaines avant le terme (voire avant), pour éviter les risques hémorragiques.

Il faut enfin attendre un certain temps après l'arrêt du traitement avant d'envisager une grossesse. Ce temps d'attente varie en fonction des produits utilisés et de l'origine du cancer.

Jeune chef de clinique, je recevais une femme âgée de 25 ans à qui, lors d'une échographie réalisée dans le cadre d'une FIV pour infertilité, on venait de donner la meilleure et la pire des nouvelles. La FIV avait fonctionné et il y avait deux embryons en bonne santé. L'échographie révélait par ailleurs l'existence d'un cancer du rein avancé réputé très grave. Après concertation entre les différentes équipes d'oncologie, de spécialistes de la reproduction et d'obstétriciens, nous avons pris la décision de poursuivre la grossesse, en donnant un traitement de chimiothérapie au second trimestre puis en arrêtant prématurément la grossesse pour permettre d'enlever chirurgicalement la tumeur. Ce fut fait avec un succès total puisque cette femme n'a pas rechuté de sa tumeur et que ses enfants, âgés aujourd'hui d'une vingtaine d'années, vont très bien !

Quelques chiffres en France

La fertilité reste un sujet délicat à aborder, qui s'ajoute à une grande quantité d'informations que l'oncologue doit fournir.

Une étude de l'Agence de la biomédecine[18] permet d'estimer qu'en France, chaque année, environ 17 000 personnes en âge de procréer sont atteintes d'un cancer et devraient bénéficier d'une information spécifique sur les risques d'atteinte à la fertilité. Beaucoup de patients peuvent passer à côté d'une chance de la préserver. Jusqu'à il y a peu, une proportion importante des femmes ne se voyait pas du tout proposer de moyens de préservation. C'est obligatoire depuis 2011. Aujourd'hui, les patients sont mieux informés par les médecins, plus au fait des différentes techniques et en lien avec des équipes spécialisées.

Les femmes ne sont pas les seules à devoir être informées. Les hommes et les jeunes garçons doivent aussi l'être systématiquement en consultation avant une chimiothérapie si celle-ci comporte un risque d'affecter leur fertilité.

Au 31 décembre 2019, 76 237 patients disposaient de gamètes, d'embryons ou de tissus germinaux conservés en vue de préservation de leur fertilité. Dans 82 % des cas, il s'agit de spermatozoïdes conservés. La réutilisation des gamètes, embryons et/ou tissus germinaux conservés lors d'une préservation de fertilité reste quantitativement limitée. En 2019, 987 tentatives avec spermatozoïdes décongelés ont été réalisées, ainsi que 133 tentatives avec ovocytes décongelés, 26 tentatives avec embryons congelés, 16 tentatives réalisées à partir de tissus ovariens greffés et 29 greffes de tissus ovariens. Deux cent quarante-huit enfants issus d'une AMP sont nés dont 226 après conservation de spermatozoïdes, 20 après conservation d'ovocytes et 2 suite à une congélation embryonnaire. Enfin, la restauration de la fertilité obtenue par une greffe de tissu ovarien a permis, par procréation naturelle, la naissance de 5 enfants en 2019.

Options pour les femmes ou les hommes qui ne peuvent plus être fertiles après le traitement

La première option est celle du don de gamètes ou d'embryons. Il existe des banques d'ovocytes et de spermatozoïdes permettant à des femmes ou à des hommes infertiles après une chimiothérapie d'avoir un enfant en recourant aux gamètes d'un donneur et à la FIV. De la même façon, il existe de nombreux embryons congelés par des couples réalisant des FIV qui ne seront pas implantés (par succès de FIV précédentes ou à cause des limites d'âge notamment). Les couples peuvent décider de les détruire mais aussi de les céder à des couples infertiles. En France, l'accueil d'embryons ou de gamètes doit respecter trois principes fondamentaux encadrés par la loi :

- le volontariat : les personnes qui vont recevoir le don signent un acte de consentement ;
- la gratuité : il ne doit exister aucune contrepartie financière pour les donneurs ;
- l'anonymat : les donneurs et le couple receveur ou la femme célibataire receveuse ne pourront pas connaître leurs identités respectives. La loi de bioéthique de 2021 prévoit cependant de donner l'accès à leurs origines aux personnes nées de dons de gamètes ou d'embryons, à leur majorité et si elles le souhaitent.

Il n'est pas possible de recourir en France à la grossesse pour autrui, ce qui est autorisé dans certains pays.

La seconde option est celle de l'adoption. Elle est à envisager mais constitue toujours un parcours du combattant : 12 000 familles sont actuellement en attente en France pour seulement 1 300 à 1 400 adoptions par an. Sur le papier, le cancer n'empêche pas de postuler pour l'adoption. Cependant, l'obtention d'un agrément peut être rendue plus difficile en pratique. Rappelons qu'en France, toute personne âgée de plus de 28 ans peut adopter (célibataire, en couple ou mariée), ainsi que les époux mariés depuis plus de deux ans ou âgés tous les deux de plus de 28 ans. Il faut faire une demande d'agrément auprès du Conseil départemental de son lieu de résidence. Parmi les documents à fournir figure un certificat médical attestant que l'état de santé des personnes du foyer ne présente pas de « contre-indication à l'accueil d'enfants en vue d'adoption », ce qui est à l'appréciation du médecin, y compris pour le cancer. L'instance a neuf mois pour instruire la demande. Tout refus doit être motivé et peut faire l'objet d'un recours.

TOXICITÉ DE LA CHIMIOTHÉRAPIE SUR LA FERTILITÉ

Risque sur la fertilité en fonction du type de chimiothérapie

Risque très élevé (>75 %)	**Risque fort (25-75 %)**	**Risque modéré (<25 %)**	**Risque faible**
Chlorambucil Busulfan Procarbazine Chlorméthine	Moutardes azotées Cyclophosphamide MOPP*** Melphalan Cisplatine Carboplatine Ifosfamide Nitrosourées (CCNU, BCNU) Taxanes	Chimio non alkylante : ABVD*, CHOP** Anthracyclines Doxorubicine Adriamycine Cytarabine	Méthotrexate Vincristine Vinblastine 5-FU Dactinomycine Bléomycine Mercoptopurine

*ABVD : doxorubicine, bléomycine, vinblastine, dacarbazine.
**CHOP : cyclophosphamide, doxorubicine, vincristine, prednisolone.
***MOPP : mustine, vincristine, procarbazine, prednisolone.

LA SEXUALITÉ

La sexualité et le désir sont dépendants de nombreux facteurs. Libido, bien-être, image corporelle, bon fonctionnement des organes sexuels, statut hormonal, psychologie… Autant de composantes qui peuvent être affectées à des niveaux divers par la chimiothérapie, chez les femmes comme chez les hommes. Les différents aspects de la sexualité peuvent être touchés – désir, activité, orgasmes – comme ils peuvent être préservés.

La conséquence la plus fréquente qu'on observe chez les deux genres est la baisse de désir. Elle est avant tout liée à l'atteinte de l'image corporelle et aux effets fonctionnels. Viennent ensuite, chez les hommes, les problèmes d'érection et, chez les femmes, la sécheresse vaginale et les douleurs lors des rapports (les deux étant souvent liés). Le temps requis pour atteindre l'orgasme peut être plus long, mais celui-ci reste possible même quand le traitement du cancer interfère avec l'érection ou les sécrétions sexuelles ou qu'il implique des organes du pelvis.

Ce qu'il faut savoir

Il n'existe aucune contre-indication à la sexualité liée à la chimiothérapie. Il est important d'en discuter avec votre équipe médicale et de ne pas hésiter à poser vos questions. Comme pour la fertilité, et alors qu'il le devrait, ce domaine n'est pas toujours abordé. Il existe pourtant des traitements et des conseils pour améliorer la sexualité en cas de dysfonctionnement.

Quels facteurs peuvent affecter la sexualité ?

- Les effets indésirables comme les nausées et les vomissements, l'intolérance à certaines odeurs, la fatigue et l'anxiété peuvent diminuer le désir.
- Les cheveux ont une connotation sexuelle, comme nous l'avons vu, leur perte peut participer à l'atteinte de l'image corporelle et de la confiance en soi.
- D'autres facteurs peuvent altérer cette image corporelle : perte de poids, boîtier de chimiothérapie, séquelle chirurgicale après une intervention sur le sein, cicatrice, séquelle esthétique…
- Très rarement, des troubles neurologiques apparaissent sur les nerfs à fonction sexuelle, ce qui peut entraîner une éjaculation dite « rétrograde » chez les hommes. Cela se produit avec des agents de chimiothérapie particuliers (vincristine, par exemple).

Ce qu'il faut faire

- Oser en parler : avec ses médecins, ou un médecin spécialisé (gynécologue, sexologue, andrologue), avec un psychologue et avec son partenaire. Un nouveau mode de rapport est peut-être à inventer en fonction des troubles.
- « Travailler » avec une socio-esthéticienne, une psychologue et une équipe de soins de support sur la confiance en soi et les soins esthétiques.

- Utiliser des crèmes, gels ou des lubrifiants locaux pour atténuer la sécheresse vaginale et diminuer la douleur lors des rapports sexuels.
- Pour les hommes, des médicaments facilitateurs de l'érection existent et sont efficaces (notamment le sildénafil et le tadalafil). Ils ne déclenchent pas à proprement parler l'érection mais la facilitent en provoquant une augmentation du flux sanguin vers le pénis. Ils ont essentiellement des contre-indications cardiaques (infarctus). Une consultation spécialisée est conseillée en cas de troubles de l'érection. Le traitement des cancers de la prostate ou des testicules (chirurgie, radiothérapie ou hormonothérapie) peuvent nécessiter une autre approche. Le blocage androgénique (traitement antihormonal) est souvent un frein important au maintien d'une sexualité satisfaisante dans le cas du cancer de la prostate.

LA CONTRACEPTION

Ce qu'il faut savoir

Une grossesse non programmée au cours d'une chimiothérapie nécessite une prise en charge très spécialisée. Elle expose à des complications maternelles et fœtales parfois sévères. C'est pourquoi la contraception est toujours recommandée en cas de chimiothérapie chez les hommes comme chez les femmes. Ne pas aborder précocement la question de la contraception peut entraîner ensuite une renonciation à la sexualité.

La contraception doit généralement être mécanique afin d'éviter le contact de molécules de chimiothérapie présentes dans les secrétions sexuelles (sperme ou secrétions vaginales) et pouvant être transmises à son conjoint, même si cela reste assez théorique car les quantités sont très faibles.

Ce qu'il faut faire

Il est recommandé aux femmes comme aux hommes en chimiothérapie de recourir à une contraception pendant et jusqu'à six mois après la fin du traitement (parfois plus, si des agents alkylants ont été utilisés). Même en cas de contraception orale par la partenaire, l'usage de préservatifs est conseillé pendant toute la durée de la chimiothérapie.

Chez les femmes, dans les cancers non gynécologiques :

- La pilule oestroprogestative ou le dispositif intra-utérin (DIU) peuvent être utilisés ;
- S'il n'existe plus de désir d'enfant, la stérilisation tubaire, donc définitive, peut être envisagée ;
- En cas de chimiothérapie faisant baisser les plaquettes, on peut éviter les phénomènes hémorragiques pouvant survenir au moment des règles avec

des contraceptions entraînant leur blocage (microprogestatifs en continu ou DIU hormonal).

Chez les femmes, lors de cancers gynécologiques (sein, utérus, ovaire) :

- Certains de ces cancers contre-indiquent classiquement une contraception hormonale. Ce sont notamment les cancers du sein ou de l'utérus avec des récepteurs hormonaux présents sur la tumeur ;
- Cancer du sein : un DIU au cuivre ou une contraception mécanique est conseillée. S'il n'y a pas de désir de grossesse, la stérilisation tubaire est possible.
- Cancer du col de l'utérus (avec traitement conservateur) : la contraception à base d'œstroprogestatifs n'est pas contre-indiquée. La « pilule » microprogestative ou la contraception par DIU sont également possibles. En cas d'infection persistante à HPV, l'utilisation prolongée d'une contraception orale (supérieure à 5 ans) n'est cependant pas recommandée.
- Cancer du corps de l'utérus (endomètre) : le traitement conservateur de l'endomètre est rare ; les traitements hormonaux sont contre-indiqués.
- Cancer de l'ovaire : le traitement conservateur des ovaires est rarement possible. Si un ovaire peut être préservé (lors du stade 1, ou avec une tumeur dite « frontière »), une contraception orale est possible.

LES AUTRES EFFETS DE LA CHIMIOTHÉRAPIE

Si j'ai pris le parti de parler des effets secondaires principaux de la chimiothérapie, pour lesquels des conseils peuvent être formulés, il existe cependant d'autres effets beaucoup plus rares qui, s'ils se manifestent, doivent être signalés au médecin référent. Citons les troubles neurologiques à type de sensation de fourmillements (rencontrés avec la famille des sels de platine ou celle des taxanes), les troubles de l'audition ou rénaux (essentiellement liés au cisplatine), des troubles cardiologiques (induits par l'adriamycine et la doxorubicine)...

Notons enfin que la fatigue est très fréquente lors d'une chimiothérapie et découle de l'association des différents facteurs vus précédemment : baisse des globules rouges, troubles digestifs, perte d'appétit. Pour y remédier, il ne faut pas hésiter à déléguer des tâches quotidiennes (cuisine, courses, ménage...), prioriser ses activités et penser à maintenir une bonne alimentation, une activité physique et un sommeil régulier (bref, se ménager !).

CONCLUSION

LA MEILLEURE FAÇON D'ÉVITER LA CHIMIOTHÉRAPIE : LA PRÉVENTION ET LE DÉPISTAGE !

Si j'ai beaucoup cité le docteur Azra Raza dans cet ouvrage, c'est qu'elle a raison sur un point essentiel : la prévention est la meilleure arme contre le cancer, mais aussi pour éviter la chimiothérapie.

Éviter l'apparition du cancer par la prévention ou le détecter le plus tôt possible par dépistage, dès les premières cellules, voilà l'arme absolue. Ces objectifs sont atteignables dans bien des cancers. Rappelons-en les règles essentielles : une alimentation saine, riche en fibres (cinq fruits et légumes par jour), avec des apports modérés en sel et sucres rapides, et pauvre en graisses animales, une activité physique régulière, ne pas fumer et boire de l'alcool avec modération.

D'autres préventions existent et ont atteint leur objectif dans un certain nombre de cancers. Ainsi, la vaccination anti-HPV des jeunes femmes leur évite le cancer du col de l'utérus qui, 99 fois sur 100, est dû à une infection sexuelle liée à ce virus. Même si cette recommandation de santé est décriée par des détracteurs qui l'accusent de bien des maux sans données scientifiques valides, mais avec une rhétorique bien rodée et force de conviction. L'Australie est en passe d'éradiquer le cancer du col de l'utérus grâce à sa campagne de vaccination à grande échelle très bien suivie par la population, pendant qu'en France, on déplore encore 1 000 décès, plus de 1 000 chimiothérapies et 3 000 femmes qui perdent leur utérus tous les ans du fait de ce cancer que la vaccination leur aurait évité. Plus de dix ans après, on cherche toujours (et on ne trouve pas) un effet indésirable à long terme de ce vaccin sur des cohortes de millions de personnes. Dans ces mêmes études, la protection, elle, est bien démontrée. Mais ici comme ailleurs, la théorie et la rhétorique l'emportent parfois sur l'évidence. Chacun reste bien sûr libre de penser et d'agir pour soi. Toutefois, quand une théorie construite sur des données fausses et sur un crédit scientifique usurpé aboutit à priver des patients de traitements ou de préventions disponibles, ce n'est pas de liberté individuelle qu'il s'agit, mais de responsabilité médicale vis-à-vis de la santé d'autrui. Vous l'aurez compris, je respecte les idées et positions de chacun, mais j'en veux à certains de mes confrères de véhiculer de véritables « infox » dont les conséquences sont dévastatrices à long terme[19].

Éviter la chimiothérapie peut aussi reposer sur une détection la plus précoce possible du cancer : le dépistage. Celui-ci concerne aujourd'hui bien des cancers : le sein, le côlon, la prostate et bientôt le poumon. La médecine de précision et la génomique sont extrêmement prometteuses sur ce point. Grâce à elles, il est désormais possible de détecter quelques brins d'ADN spécifiques du cancer, ou bien des cellules cancéreuses dans la circulation sanguine en quantité infime. Cela ouvre des horizons pour le dépistage à des stades très précoces.

DE LA MÉDECINE NATURELLE À LA MÉDECINE SURNATURELLE

Il existe aussi un apport indéniable des médecines dites douces ou naturelles pour prévenir ou accompagner le cancer. Certaines reposent sur des connaissances acquises, des études, de l'empirisme ou simplement sur le bon sens. Elles sont à l'usage très salutaires. Parmi elles, l'alimentation, l'exercice physique, la relaxation, mais aussi l'acupuncture, l'art-thérapie… La liste est longue et on ne saurait être exhaustif. Ces médecines ne sont pas du tout incompatibles avec la prise en charge moderne du cancer, elles sont même complémentaires, synergiques, et les initiatives du patient qui en ressent le besoin doivent être encouragées, surtout pas l'inverse. Il n'y a aucune antinomie ni aucune contre-indication entre médecine naturelle et médecine conventionnelle.

Il faut en revanche se méfier de certaines propositions de médecines « alternatives » qui, par définition, rejettent la médecine moderne. Les retards au traitement et les pertes de chances peuvent être importantes pour le patient. L'Institut du cancer met en garde contre ces prétendues médecines qui excluent le soin médical conventionnel. Il existe ainsi de véritables charlatans du cancer, parfois illuminés, souvent mercantiles, qui font de leurs hypothèses thérapeutiques attrayantes, un véritable business décliné en traitements ésotériques (ozone, cristaux...) et factures astronomiques. Certains de ces faux médecins, même s'ils ont eu le diplôme, sont de véritables « gourous » parfois radiés du conseil de l'ordre, temporairement ou définitivement. Ils se nourrissent des peurs et des tendances, relatant tantôt les dangers du micro-ondes avant de mettre en garde contre les ondes du téléphone portable ou de vanter les mérites d'une alimentation sans lactose, sans sucre, sans rien (le jeûne), au gré des vents, ce qui leur permet de vendre des compléments indispensables de vitamines (qui peuvent, comme je l'ai rappelé en introduction, aggraver certains cancers). Traversant les époques à la manière des populistes, ce sont des marchands d'illusions, excellents rhéteurs, dont les œuvres se mesurent en retard au diagnostic ou au traitement de malades. Je ne saurais trop conseiller aux malades de se confier et de discuter avec leur équipe médicale si d'aventure la tentation leur venait de suivre aveuglément les conseils de ces médecins du surnaturel.

« *CHEMO FREE* »

Un nouveau concept émerge : celui appelé par les Anglo-Saxons « *chemo free* », le traitement du cancer sans chimiothérapie. Un bel objectif, qui peut être atteint dès aujourd'hui du moment que l'un des trois points suivants est atteint.

D'abord, un bon dépistage. Un cancer diagnostiqué suffisamment tôt sera traité en enlevant la tumeur sans nécessiter de traitement lourd qui inclurait la chimiothérapie.

Des outils prédictifs ensuite. Ce sont les armes de la médecine prédictive : les marqueurs génomiques permettent de déterminer dans certains cas que la chimiothérapie n'apportera pas de bénéfice car les traitements dont on dispose suffiront à traiter efficacement le cancer. C'est déjà une réalité dans les cancers du sein avec les signatures génomiques. Récemment, une étude d'Étienne Brain de l'institut Curie a montré que des patients âgés avec un profil génomique particulier ne tiraient aucun bénéfice de la chimiothérapie[20]. D'autres l'ont précédé[21] et il est devenu aujourd'hui important de transférer ces outils en pratique clinique.

Une autre option, enfin : la médecine personnalisée, sur mesure, à la carte génomique, entièrement basée sur les caractéristiques de la tumeur. C'est elle qui permet de mettre en place les thérapies ciblées, l'immunothérapie ou encore un meilleur ciblage par la chimiothérapie de la cellule cancéreuse. Au congrès 2022 de l'ASCO, la Société américaine d'oncologie, réunissant plus de 30 000 cancérologues, deux *standing ovations* ont eu lieu. On n'en avait plus connu depuis 2006, à l'époque, les cancérologues s'étaient levés pour applaudir la présentation de la première thérapie ciblée du cancer du sein. En 2022, ce fut d'abord pour une chimiothérapie ciblée par anticorps conjuguée diminuant de moitié la progression du cancer du sein avancé par rapport à la chimiothérapie conventionnelle. Puis pour une autre étude dans laquelle dix-huit malades atteints de cancers du côlon avancés, présentant une anomalie génétique, ont, grâce à l'immunothérapie seule, sans chirurgie ni chimiothérapie, vu disparaître totalement leur tumeur. Il n'y a pas à les opérer, il n'y a même plus de tumeur. L'histoire est en marche, pour dépasser la chimio !

NOTES BIBLIOGRAPHIQUES

Pourquoi ce livre ?

1. « Chiffres clés de la chimiothérapie », *Institut national du cancer* : https://www.e-cancer.fr/Professionnels-de-sante/Les-traitements/Chimiotherapie/Chiffres-cles-de-la-chimiotherapie

2. *Ibid.*

3. *Ibid.*

Partie I. La chimiothérapie d'hier et celle d'aujourd'hui

1. KRUMBHAAR E. B. et KRUMBHAAR H., « *The Blood and Bone Marrow in Yelloe Cross Gas (Mustard Gas) Poisoning* », *The Journal of Medical Research*, vol. 40, n° 3, 1919.

2. FARBER S., « *Some observations on the effect of folic acid antagonists on acute leukemia and other forms of incurable cancer* », *Blood*, vol. 4, n° 2, 1949, p. 160-167.

3. « Chiffres clés de la chimiothérapie », Institut national du cancer : https://www.e-cancer.fr/Professionnels-de-sante/Les-traitements/Chimiotherapie/Chiffres-cles-de-la-chimiotherapie.

4. Early Breasts Cancer Trialists' Collaborative Group (EBCTG), « *Effects of chemotherapy and hormonal therapy for early breasts cancer on recurrence and 15-year survival : an overview*

of the randomised trials », *The Lancet*, vol. 365, n° 9472, 2005, p. 1687-1717.

5. Raza A., *Il n'existe qu'une façon de vaincre le cancer : le prévenir*, Lausanne, Quanto, 2021.

6. https://cancer.ca/fr/cancer-information/cancer-types/acute-lymphocytic-leukemia-all/prognosis-and-survival/survival-statistics

7. « Chiffres clés de la chimiothérapie », Institut national du cancer : https://www.e-cancer.fr/Professionnels-de-sante/Les-traitements/Chimiotherapie/Chiffres-cles-de-la-chimiotherapie.

8. Haute Autorité de santé, « Utilité clinique des signatures génomiques dans le cancer du sein de stade précoce », 2019, https://www.has-sante.fr/jcms/c_2748998/fr/utilite-clinique-des-signatures-genomiques-dans-le-cancer-du-sein-de-stade-precoce-rapport-d-evaluation.

9. Kalinsky K. *et al.*, « *21-Gene Assay to Inform Chemotherapy Benefit in Node-Positive Breast Cancer* », *The New England Journal of Medicine*, vol. 16, n° 385, 2021, p. 2336-2347 ; Piccart M. *et al.*, « *70-gene signature as an aid for treatment decisions in early breast cancer : updated results of the phase 3 randomised MINDACT trial with an exploratory analysis by age* », *The Lancet Oncology*, vol. 22, n° 4, 2021, p. 476-488.

10. https://www.ligue-cancer.net/article/78176_le-plaidoyer-sur-lacces-aux-tests-oncogenetiques-pour-un-meilleur-traitement-et-une.

11. « Évaluation du troisième Plan cancer », *Inspection générale des affaires sociales* et *Inspection générale de l'éducation, du sport et de la recherche*, 2020, https://www.igas.gouv.fr/IMG/pdf/2019-104r_tome_i_d.pdf

12. Blok E. J. *et al.*, « *Systematic review of the clinical and economic value of gene expression profiles for invasive early breast cancer available in Europe* », *Cancer Treatment Reviews*, vol. 62, 2018, p. 74-90.

Partie II. Les nouveaux traitements

1. Société française de médecine prédictive, https://www.sfmpp.org.

2. KATZ J., JANIK J. E., YOUNES A., « *Brentuximab Vedotin (SGN-35)* », *Clinical Cancer Research*, vol. 17, n° 20, 2011, p. 6428-6436.

3. MODI S. *et al.*, « *DESTINY-Breast04 Trial Investigators. Trastuzumab Deruxtecan in Previously Treated HER2-Low Advanced Breast Cancer* », *The New England Journal of Medecine*, vol. 387, n° 1, 2022, p. 9-20.

4. VON MINCKWITZ G. *et al.*, « *Trastuzumab Emtansine for Residual Invasive HER2-Positive Breast Cancer* », *The New England Journal of Medecine*, vol. 380, n° 7, 2019, p. 617-628.

5. GARCIA M., DEROCQ D., PUJOL P., ROCHEFORT H., « *Overexpression of transfected cathepsin in transformed cells increases their malignant phenotype and metastatic potency* », *Oncogene*, vol. 5, n° 12, 1990, p. 1809-1814.

6. *Ibid.*

7. COLEY W. B., « *The treatment of malignant tumors by repeated inoculations of erysipelas : with a report of ten original cases* »,*The American Journal of the Medical Sciences*, vol. 105, 1893, p. 487-511.

8. OLD L. J., CLARK D. A. et BENACERRAF B., « *Effect of Bacillus Calmette Guérin infection on transplanted tumors in the mouse* », *Nature*, vol. 184, 1959, p. 291-292.

9. BURNET M., « *Cancer – a biological approach : I. The processes of control* », *British medical journal*, vol. 1, n° 5022, 1957, p. 779-786.

10. ENGELHARD V. *et al.*, « *B cells and cancer* », Cancer Cell, vol. 39, n° 10, 2021, p. 1293-1296.

11. ROSENBERG S. A. *et al.*, « *Regression of established pulmonary metastases and subcutaneous tumor mediated by the systemic administration of high-dose recombinant interleukin 2* », *Journal of Experimental Medicine*, vol. 161, 1985, p. 1169-1188.

12. ROSENBERG S. A. *et al.*, « *Observations on the systemic administration of autologous lymphokine-activated killer cells and recombinant interleukin-2 to patients with metastatic cancer* », *The New England Journal of Medecine*, vol. 313, 1985, p. 1485-1492.

13. SCHMID P. *et al.*, « *KEYNOTE-522 Investigators. Event-free Survival with Pembrolizumab in Early Triple-Negative Breast Cancer* », *The New England Journal of Medicine*, vol. 386, n° 6, 2022, p. 556-567.

14. CERCEK A. *et al.*, « *PD-1 Blockade in Mismatch Repair-Deficient, Locally Advanced Rectal Cancer* », *The New England Journal of Medicine*, vol. 386, n° 25, 2022, p. 2363-2376.

15. LIU S. *et al.*, « *Total Neoadjuvant Therapy (TNT) versus Standard Neoadjuvant Chemoradiotherapy for Locally Advanced Rectal Cancer : A Systematic Review and Meta-Analysis* », *Oncologist*, vol. 26, n° 9, 2021.

16. BRAENDSTRUP P. *et al.*, « *The long road to the first FDA-approved gene therapy : chimeric antigen receptor T cells targeting CD19* », *Cytotherapy*, vol. 2, n° 2, 2020, p. 57-69.

17. KANSAGRA A. J. *et al.*, « *Clinical utilization of Chimeric Antigen Receptor T-cells (CAR-T) in B-cell acute lymphoblastic leukemia (ALL)-an expert opinion from the European Society for Blood and Marrow Transplantation (EBMT) and the American Society for Blood and Marrow Iransplantation (ASBMT)* », *Bone Marrow Transplant*, vol. 54, n° 11, 2019, p. 1868-1880.

18. ERNST M. *et al.*, « *Chimeric antigen receptor (CAR) T-cell therapy for people with relapsed or refractory diffuse large B-cell lymphoma* », *Cochrane Database Syst Rev*, vol. 9, n° 9, 2021, CD013365.

19. JAGANNATH S. *et al.*, « *KarMMa-RW : comparison of idecabtagene vicleucel with real-world outcomes in relapsed and refractory multiple myeloma* », *Blood Cancer Journal*, vol. 11, n° 116, 2021.

20. « CAR-T Therapy », *NHS England*, https://www.england.nhs.uk/cancer/cdf/car-t-therapy/

21. Uhart M., « *Loss of chance associated with sub-optimal HPV vaccination coverage rate in France* », *Papillomavirus Research*, vol. 3, 2017, p. 73-79.

22. « Vaccination contre les infections à HPV et risque de maladies auto-immunes : une étude Cnamts/ANSM rassurante », https://ansm.sante.fr/actualites/vaccination-contre-les-infections-a-hpv-et-risque-de-maladies-auto-immunes-une-etude-cnamts-ansm-rassurante-1

23. Patel C., « *The impact of 10 years of human papillomavirus (HPV) vaccination in Australia : what additional disease burden will a nonavalent vaccine prevent ?* », *Euro Surveillance*, vol. 23, n° 41, 2018.

24. Ochoa D. *et al.*, « *Human genetics evidence supports two-thirds of the 2021 FDA-approved drugs* », *Nature Reviews Drug Discovery*, vol. 21, n° 8, 2022, p. 551.

25. Ces médicaments ont été encore perfectionnés ces dernières années. Voir Hochhaus A. *et al.*, « *IRIS Investigators. Long-Term Outcomes of Imatinib Treatment for Chronic Myeloid Leukemia* », *The New England Journal of Medecine*, vol. 376, n° 10, 2017, p. 917-927.

26. Kahn A. et Gisselbrecht S. (dir), *Histoire de la thérapie ciblée en cancérologie*, Arcueil, John Libbey Eurotext, 2008.

27. Pujol P., *Voulez-vous savoir ? Ce que nos gènes disent de notre santé*, Paris, humenSciences, 2019.

28. Ray-Coquard I. *et al.*, « *Olaparib plus Bevacizumab as First-Line Maintenance in Ovarian Cancer* », *The New England Journal of Medecine*, vol. 381, 2019, p. 2416-2428.

29. Lindahl T., « *Instability and decay of the primary structure of DNA* », *Nature*, vol. 362, 1993, p. 709-715.

30. Tutt A.N.J. *et al.*, « *Adjuvant Olaparib for Patients with BRCA1- or BRCA2-Mutated Breast Cancer* », *The New England Journal of Medecine*, vol. 384, n° 25, 2021, p. 2394-2405.

31. Pujol P. *et al.*, « *Predominance of BRCA2Mutation and Estrogen Receptor Positivity in Unselected Breast Cancer*

with BRCA1 or BRCA2 Mutation », *Cancers* (Basel), vol. 14, nº 13, 2022 ; Pujol P. *et al.*, « *Clinical practice guidelines for BRCA1 and BRCA2 genetic testing* », *European Journal of Cancer*, vol. 146, 2021, p. 30-47.

32. https://www.has-sante.fr/jcms/p_3352680/fr/avis-n-2022-0041/ac/seap-du-7-juillet-2022-du-college-de-la-has-relatif-a-l-inscription-sur-la-lap-mentionnee-a-l-article-l-162-1-7-du-css-de-l-acte-de-determination-du-statut-de-deficience-de-la-voie-de-recombinaison-homologue-hrd?xtmc=&xtcr=8.

33. « Autorisation d'accès précoce, autorisation d'accès compassionnel et cadre de prescription compassionnelle », https://solidarites-sante.gouv.fr/soins-et-maladies/medicaments/professionnels-de-sante/autorisation-de-mise-sur-le-marche/article/autorisation-d-acces-precoce-autorisation-d-acces-compassionnel-et-cadre-de

34. Helwick C., « *Adjuvant Olaparib Significantly Improves Overall Survival in Germline BRCA-Mutated Breast Cancer* », *The ASCO Post*, 2022.

35. « Accessibilité des tests génétiques en oncologie », Groupe de travail Ligue nationale contre le cancer, Unicancer, 2021.

36. « Évaluation du troisième Plan cancer (2014-2019) », *Inspection générale des affaires sociales, Inspection générale de l'éduction, du sport et de la recherche*, 2020.

37. « Programme de travail 2022 », *Haute Autorité de santé*, 2022.

38. Ochoa D. *et al.*, « *Human genetics evidence supports two-thirds of the 2021 FDA-approved drugs* », *Nature Reviews Drug Discovery*, 2022.

39. Voir mon ouvrage précedent : Pujol P., *Voulez-vous savoir ?*, Paris, humenSciences, 2019.

40. « Programme de travail 2022 », *Haute Autorité de santé*, 2022.

41. Migliore M. *et al.*, « *Hyperthermic intrathoracic chemotherapy (HITHOC) should be included in the guidelines for malignant pleural mesothelioma* », *Annals of Translational* Medicine, vol. 11, 2021.

42. Rastinehad A. R. *et al.*, « *Gold nanoshell-localized photothermal ablation of prostate tumors in a clinical pilot device study* », *Proceedings of the National Academy of Sciences*, vol. 116, n° 37, 2019.

43. Bonvalot S., « *A first-in-class radioenhancer hafnium oxide nanoparticle, plus radiotherapy versus radiotherapy alone in patients with locally advanced soft-tissue sarcoma (Act.In.Sarc) : a multicentre, phase 2-3, randomised, controlled trial* », *The Lancet Oncology*, vol. 20, n° 8, 2019.

44. Tesla N., « *Massage with currents of high frequency* », *The Electrical Engineer*, 1891, reproduit dans Martin C. T. (dir.), *The inventions, The Electrical Engineer*, 1894, p. 394-395.

45. « Optune, Génarateur de champ électrique antimodique », *Haute Autorité de santé*, https://www.has-sante.fr/jcms/p_3275962/fr/optune

46. Campana L. G. *et al.*, « *Electrochemotherapy : clinical outcome and predictive factors from a single institution experience on 50 melanoma patients* », *Annals of Surgical Oncology*, vol. 17, 2010.

47. Di Monta *et al.*, « *Electrochemotherapy efficacy evaluation for treatment of locally advanced stage III cutaneous squamous cell carcinoma : a 22-cases retrospective analysis* », *Journal Translational Medicine*, vol. 15, n° 82, 2017.

48. Sartor O. *et al.*, « *Lutetium-177-PSMA-617 for* Metastatic *Castration-Resistant Prostate Cancer* », *The New England Journal of* Medecine, vol. 385, n° 12, 2021, p. 1091-1103.

Partie III. En attendant la fin de la chimio

1. McGarvey E. L., « *Psychological sequelae and alopecia among women with cancer* », *Cancer Practice*, vol. 9, n° 6, 2001, p. 283-289.

2. *Ibid.*

3. Cash T. F., « *Body-Image Attitudes : Evaluation, Investment, and Affect* », *Perceptual and Motor Skills*, vol. 78, 1994, p. 1168-1170.

4. Swami V., Furnham A. et Joshi K., « *The influence of skin tone, hair length, and hair colour on ratings of women's physical attractiveness, health and fertility* », *Scandinavian Journal of Psychology*, vol. 49, n° 5, 2008, p. 429-437.

5. Lamine N., « Ritualité féminine de la mort en milieu Wolof du Sénégal, la vie commence quand le trépas donnera ses droits et privilèges à la femme », *Études sur la mort*, vol. 1, n° 147, 2015, p. 181-191 ; Thomas L.-V., *Cinq essais sur la mort africaine*, Paris, Karthala, 1968, p. 300.

6. Poumarède J., Royer J.-P., *Droit, histoire et sexualité*, Toulouse, Publications de l'Espace juridique, 1987.

7. Andersen J. J., « *The Symbolism of the Cutting of Hair* », *Journal of the American Psychoanalytic Association*, vol. 28, 1980, p. 69-88.

8. Wang S. *et al.*, « *The scalp cooling therapy for hair loss in breast cancer patients undergoing chemotherapy : a systematic review and meta-analysis* », *Support Care Cancer*, vol. 29, n° 11, 2021, p. 6943-6956.

9. Kamboj M. et Sepkowitz K. A., « *Nosocomial infections in patients with cancer* », *The Lancet Oncology*, vol. 10, n° 6, 2009, p. 589-597.

10. « La socio-esthétique en cancérologie », *AFSOS Référentiels*, 2021 : https://www.afsos.org/wp-content/uploads/2018/12/Socio-esthétique_AFSOS-2021.pdf

11. « Recommandations et référentiels. Préservation de la fertilité et cancer. Synthèse », *Institut national du cancer*, janvier 2021.

12. https://www.agence-biomedecine.fr/AMP

13. Avis 129, CCNE : https://www.ccne-ethique.fr/sites/default/files/2021-02/avis_129_vf.pdf.

14. « Assistance médicale à la procréation – Préservation de la fertilité », Agence de la biomédecine : https://rams.agence-biomedecine.fr/preservation-de-la-fertilite-0

15. Bahadur G. *et al.*, « *Semen production in adolescent cancer patients* », *Human Reproduction*, vol. 17, n° 10, 2002, p. 2654-2656. Il est recommandé d'avoir si possible un entretien individuel avec l'adolescent.

16. Article L. 1111-4, Code de la santé publique.

17. « Procréation médicalement assistée », *Service-Public*.fr : https://www.service-public.fr/particuliers/vosdroits/F31462

18. « Préservation de la fertilité et cancer », Agence de la biomédecine et Institut national du cancer, novembre 2017 : https://www.agence-biomedecine.fr/IMG/pdf/preservation_de_la_fertilite_et_cancer_mel_20171120.pdf

19. Uhart M., Adam M., Dahlab A., Bresse X., « *Loss of chance associated with sub-optimal HPV vaccination coverage rate in France* », *Papillomavirus Research*, vol. 3, 2017, p. 73-79.

20. Brain E. *et al.*, « *Final results from a phase III randomized clinical trial of adjuvant endocrine therapy ± chemotherapy in women ≥ 70 years old with ER+ HER2- breast cancer and a high genomic grade index : The Unicancer ASTER 70s trial, ASCO Annual Meeting ab 500* », *Journal of Clinical Oncology*, 2022.

21. Kalinsky K. *et al.*, art. cité et Piccart M. *et al.*, art. cité.

Cet ouvrage a été mis en pages par IGS-CP (16)

Reproduit et achevé d'imprimer
par Normandie Roto Impression s.a.s.
en septembre 2022.
Numéro d'imprimeur : 2204410

Imprimé en France.

PEFC
10-31-2541

Certifié PEFC

Ce produit est issu de forêts gérées durablement et de sources contrôlées

www.pefc-france.org

IMPRIM'VERT